产后妈妈养心宝典

李 虹 主编

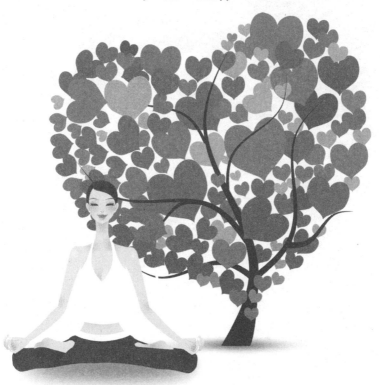

中国人口出版社

序

　　由中国计划生育协会发起，中共中央宣传部、国家人口和计划生育委员会等10部门联合下发通知，共同开展的生育关怀行动，如雨后春笋，在全国各地蓬勃展开。以"生育传承希望，关怀相伴和谐"为宗旨、以"五关怀"为内容的生育关怀行动已成为各地的知名品牌和亮点。其服务领域的拓宽、服务内容的深化，为统筹解决人口问题、构建和谐社会谱写了新的篇章。随着"五关怀"的开展，特别是关怀育龄群众生殖健康活动的深入，关注出生人口素质，关注产后母婴健康，为刚生下小宝宝的年轻母亲提供科学的知识和帮助，业已成为各级计生协拓展关怀服务的重要内容。

　　产后抑郁是抑郁症的一种。抑郁症在全世界发病率约为11%，目前是世界第四大疾患。为了提醒人们对这一严重危害人类身心健康的疾病引起极大关注，2003年，世界卫生组织把"抑郁影响每一个人"确定为世界精神卫生日的主题。事实无情地告诉我们，没有人对抑郁症具有先天免疫力，如果不给予足够重视，每个产妇都有患产后抑郁的可能。特别是在当前竞争激烈、各种心理压力与日俱增的情况下，产后抑郁是每个新生儿母亲都有可能遇到的。国内的统计数据表明，在某些人群范围内最多可能有20%～32%的产妇会受到产后抑郁的光顾。在我国，产后抑郁的诊断和心理养护、家庭和社会的理解和支持、心理治疗和医学治疗，都还没有得到应有的、足够的重视。这是因为全社会对产妇的心理健康、精神卫生方面关注得还不够，甚至缺乏基本的了解和认识。

　　为了引起全社会特别是新生儿母亲的重视，提倡优生优育、关注产后健康，中国计划生育协会邀请清华大学心理学系的李虹教授编写了这本有关产后抑郁的通俗读本。目的在于帮助那些年轻人远离产后抑郁，做健康快乐的妈妈。这是一件十分有必要、有意义的事情。值得欣慰的是，李虹教授及她的团队在完成他们日常繁重的教学科研任务之外，努力克服时间紧、要求高、任务重、条件差等困难，怀着对人民群众的一片爱心，为产前及产后妈妈们量身定做了这本通俗读本《产后妈妈养心宝典》。可以看出，本书作者既有深厚的理论功底，又深入浅出，列举了许多鲜活的例子，同时设计了一些极具操作性的自我心理训练方法。为此，我热切地希望年轻的妈妈或即将做妈妈的年轻朋友们，以及新生儿的爸爸和家人，以此读本为良师，积极行动起来，为提高母亲和孩子的健康水平，为构建和谐家庭、和谐社会共同努力，开辟生育关怀—关注新生儿母婴健康的新途径。

本书的出版得到了中国人寿保险股份有限公司的大力支持。中国人寿保险股份有限公司作为国内最大的人寿保险公司，秉承"以人为本，关爱生命，创造价值，服务社会"的企业使命，积极参与社会公益事业，承担社会责任，大力支持中国计生协的生育关怀行动。借此机会，向中国人寿保险股份有限公司表示衷心的感谢！

中国计划生育协会常务副会长

潘贵玉

2010年8月16日

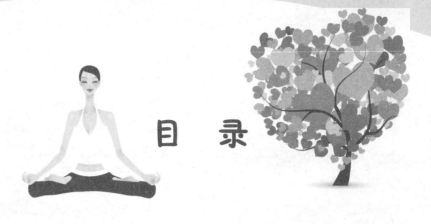

目 录

目　录

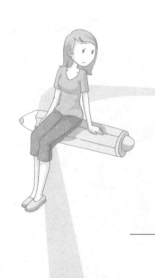

第一章

初识产后抑郁

——产后抑郁的表现和后果

一次，与朋友们讨论关于时尚的话题，突然，他们提出一个很搞笑的命题，能得抑郁症，是不是也很时髦？

是的，且不说遥远的古代有哪些人得了抑郁症，单说信息发达的今天，我们知晓得抑郁症的名人就不少。歌星、影星、主持人，就连喜剧大师憨豆先生，听说也患上了抑郁症。

抑郁症并不是只光顾有名有钱的人，我们这些平凡人也有"抑郁"或者"郁闷"的权利。你工作干得好好的，被老板炒鱿鱼了，你非常"郁闷"；买的股票跌跌不休，一发不可收拾，很是"抑郁"；本来计划好了的旅行被阴雨连绵的天气搅和了，更是令人"抑郁"的一件事。

抑郁也分很多种，其中一类就是"产后抑郁"。

产后抑郁包括产后抑郁情绪和产后抑郁症。根据1994年美国精神卫生学会《精神疾病的诊断及统计手册》，在产后两周内出现以下5项或5项以上的症状，而且必须具备（1）（2）两条，即可认为患有产后抑郁症：

（1）情绪低落（必备）

（2）对多数活动缺乏爱好或愉悦感（必备）

（3）体重变化明显

（4）失眠或睡眠过度

（5）精神兴奋或迟滞

（6）疲惫或乏力

（7）觉得什么事情都没有意义

（8）有罪恶感

（9）思维能力减退

（10）注意力涣散

（11）反复出现死亡的想法

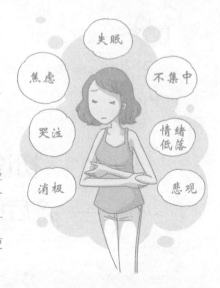

无论正在看书的你是孕妇，还是已经生完了宝宝的妈妈，都应当对产后抑郁有一定的了解。只有对产后抑郁不陌生，才能有效地认识和调解、远离产后抑郁，使自己享受当妈妈的快乐和幸福。

抑郁症诊断标准

一般抑郁症诊断标准：以心境低落为主，并至少具备以下项目中4项：

● 日常活动兴趣丧失；

● 精力明显减退，无缘由的疲乏感；

● 精神迟滞或激越；

● 自我评价过低；

● 内疚感或负罪感；

● 联想困难或思维能力下降；

● 反复出现想死的念头或有自杀行为；

● 睡眠障碍（失眠、早醒或睡眠过多）；

● 食欲降低或体重明显减轻；

● 性欲减退；

● 有时有幻觉。

严重抑郁症诊断标准：社会功能受损或其他适应障碍。

● 符合一般抑郁症诊断标准和严重抑郁症诊断标准至少已持续2周。

●可存在某些分裂性症状，但不符合分裂症的诊断标准。若同时符合分裂症的症状标准，在分裂症状缓解后，满足抑郁症标准至少2周。

轻度抑郁症诊断标准：除了社会功能无损害或仅轻度损害外，符合一般抑郁症的全部诊断标准。

无精神病性抑郁症诊断标准：除了在一般抑郁症诊断标准中增加"无幻觉、妄想等精神病症状"外，其余均符合一般抑郁症诊断标准。

精神病性症状的抑郁症：除了在一般抑郁症诊断标准中增加"有幻觉、妄想等精神病症状"外，其余均符合该标准。

 ## 产后抑郁就在我们身边

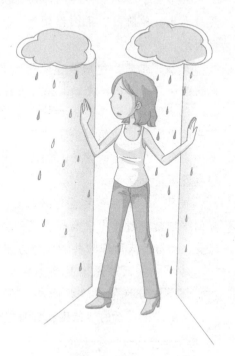

"产后抑郁"这个概念是英国学者Pett于1968年首次提出的。此后越来越受到世界各国的广泛关注。现在普遍认为产后抑郁是第四妊娠期，也是妇女心理的特殊发展时期。国外统计的发病率在10%～16%。

国内报道中，发病率最低为5.9%，最高为32%；多发生在产后1周之内，也有报道说，发生在产后2周或者6周之内。

小菊生孩子后一直不开心。孩子体质比较弱，出生后不断生病。因为日以继夜地照料孩子，小菊每天疲惫不堪。恰逢丈夫工作也非常忙，没办法经常陪伴她。小菊不得不独自照顾孩子。原本活泼爱笑的她开始变得沉默寡言，情绪低落。这种情绪也蔓延到了工作中，同事们开始还表示理解，后来慢慢地也开始疏远她。小菊心里苦闷至极，又不愿向他人倾诉。每当别人劝她的时候，她要么号啕大哭，要么一声不吭。在她的眼中，一切似乎都变得那么没有意思，想什么都心烦。宝宝深更半夜地哭闹更是令她烦躁不安，有时甚至产生伤害自己和宝宝的念头和冲动……

专家解析

作为女性生命历程中的重要时刻，怀孕和生产所带来的生理变化并不亚于初潮或停经期，而此阶段所承受的心理压力也远远超过人生其他阶段。正因为如此，抑郁和焦虑等情绪症状往往不期而至。

产后抑郁是产褥期精神综合征中最常见的一种类型，指无既往精神病史，而在分娩后出现情绪甚至精神方面的障碍。

随着社会生活节奏的加快，女性所承担的家庭和工作的担子越来越重。产后的妈妈们常常不得不"委屈"自己，来平衡两方面的事务。生理上的疲劳，加之心理上的一些因素，患上产后抑郁也就不足为奇了。

被称为"80后"的爸爸妈妈们多为独生子女，在适应为人父母的心理转变过程中也有着自己的特点。他们往往更加重视个人感受，而与他人同理和共情的能力相对缺乏。

还有一些问题原本是产妇在个人成长过程中曾经发生的问题，怀孕和分娩使得这些问题又在新的刺激源作用下重新被唤起，于是，出现新的情绪困扰的可能性就增多了。

从抑郁说起

在日常生活中，我们经常听到有人向我们诉说他们的各种"抑郁"状况。

那么，让我们通过抑郁症的典型症状先简单了解一下抑郁症吧。

抑郁症是心境障碍（又叫情感性精神障碍）的一种表现形式，以抑郁心境自我体验为主的临床症状群或状态。

它是以心境显著而持久的低落为基本临床表现，并伴有相应的思维和行为异常的一种精神障碍。著名心理学家伯恩斯抑郁量表所列的15项指标，表达的状况分别是：（1）悲伤；（2）感到前途渺茫；（3）自我评价低；（4）自卑感；（5）经常苛责自己；（6）犹豫不决；（7）易激惹；（8）做事情缺乏兴趣和热情；（9）懒惰不愿动；（10）自我感觉差；（11）食欲改变，减退或暴饮暴食；（12）睡眠质量差，精疲力竭且睡眠过多；（13）性欲减退；（14）过分担心自己的健康；（15）觉得活着没意义或生不如死。

另外，过度依赖和失助感是类似于临床抑郁症的情绪状态。过度依赖表现为消极被动、软弱、无所适从和无能为力，缺乏独立性、过度依赖。无助感和缺乏信心。

 ### 三大心理特征

我们说的"抑郁"，是指以心境显著而持久的低落为基本临床表现并伴有相应的思维和行为异常的情感性精神障碍，它有三个主要特征。

第一，思维方面

悲观解释模式是抑郁症患者思维的核心。

容易将消极事件看做是持久的，而把积极事件看做是暂时的。因此，对未来、对自己、对世界都持基本消极的态度，倾向于将积极事

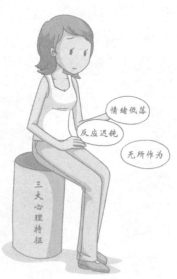

情绪低落

反应迟钝

无所作为

三大心理特征

件解释为暂时的和表面的，认为这些事件的深层还是消极的。

思维联想缓慢，反应迟钝。表现为语速慢、语音低、语量少，应答间隔时间长；注意力集中困难，记忆力减退，思路明显闭塞，思考问题困难。就是常说的"脑子不好使"或"脑筋迟钝"。

第二，情绪方面

情绪低落、没有热情、兴趣丧失，很少体验快乐情绪是抑郁症的核心症状。

一般表现是经常闷闷不乐，无愉快感，凡事都缺乏兴趣，感到"心里很压抑"，"高兴不起来"。重者感到痛不欲生，悲观绝望，无聊空虚。对未来充满渺茫和暗淡感。这些人对什么都提不起兴趣，觉得一切都没有希望，几乎失去了所有的信念，做决定的能力很差。有度日如年、生不如死的感觉，常诉说"活着没意思"。

第三，行为方面

无所作为、六神无主和自杀倾向是抑郁症患者的典型行为特征。

他们似乎想做些什么，又感到无能为力。生活被动、懒散、疏远亲友、回避社交；常见独自坐于一旁，不愿外出，也不想与周围人接触、交往，或整日卧床，甚至蓬头垢面，严重时出现不语不动不食的抑郁性木僵。

动作，尤其手势动作减少，行动缓慢。另外，抑郁症患者与正常人相比，说话和走路都比较慢，往往能感觉到自己全身的重量，有时甚至感觉自己像在泥潭中运动。

抑郁症的五大特点

一、丧失兴趣、缺乏热情。感受不到生活的任何乐趣，也体验不到爱的激情，几乎失去爱的能力。性欲食欲都减退，整个人变得麻木不仁，无爱也无求，与外界隔绝。

二、丧失信心、没有希望。觉得前途暗淡，看不到任何希望。总觉得世界的末日即将来临，整个内心充满恐惧和绝望，对自己没有信心。经常想到死亡又对死亡充满恐惧。非常关注身体的细微变化，些微的生理变化也会导致异常紧张。经常有一种孤立无援感，认为一切都已无法挽回。

三、丧失动力、降低要求。不愿去上班，不愿外出与人交往，日常生活如吃饭、洗澡都需要别人催促，自己感到整个人都垮了，生活需求很低，似行尸走肉般地活着。

四、丧失价值感、充满无用感。患者感到自己什么本事也没有，什么事也干不了，一无是处，对社会毫无用处。觉得活在世上是别人的累赘，常有自责自罪感，因此经常想到要结束自己的生命。

五、丧失意义感、充满罪孽感。抑郁症患者将人生看做是一潭死水，认为毫无意义。觉得活着就是受罪，除了默默地忍受痛苦、无奈、恐惧之外，别无其他意义。经常产生自杀念头，甚至采取自杀行动。

三大生理特征

第一，性欲低下

性行为兴趣丧失，缺乏性快感。当然，性功能问题可能是由药物不良反应、其他躯体疾病或心理疾病引起的，也可能与产后时间较短有关。

抑郁症的此类症状常常被忽视，因为有许多人对此难以启齿。

第二，食欲减退

抑郁症患者中70%～80%的病例食欲明显减退、体重减轻。

对食物的色香味完全没有感觉，患者进食很少，终日不思茶饭，无饥饿感。即使非常可口的饭菜也常拒食或只吃一点。有的连采购食品、做饭、吃饭的精力都没有。

对于产妇来说，这些特征常常被坐月子的食物单调、油腻、忌口过多而没有胃口所掩盖。

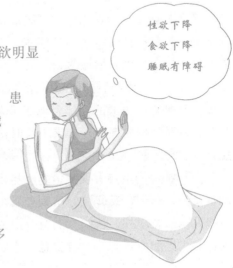

性欲下降
食欲下降
睡眠有障碍

第三，睡眠障碍

70%~80%的抑郁症患者都有某种形式的失眠症。

最常见的类型是患者虽感疲乏，但入睡困难，有时睡几个小时即醒，醒了就再也睡不着，这种失眠症状被称作清晨失眠症、中途觉醒或末期失眠症。

另一类常见的睡眠障碍是入睡困难、做噩梦。

产后妇女的失眠障碍，常常被"孩子折腾得睡不着"，或"坐月子，白天睡多了，晚上没有觉"所掩盖而被忽略。

除了性欲、食欲和睡眠方面的问题外，抑郁症患者常常还伴有其他生理系统的症状。例如，消化系统症状，包括：食欲减退、大便异常、恶心、呕吐、咽喉部及食管异常、腹痛、胃部不适感、口内不适、味觉异常、烧心、打嗝、腹部鼓胀；植物神经系统症状，包括：过度呼吸综合征、呼吸困难、压迫感、胸部憋闷感；循环系统症状，包括：心悸、心跳加速、胸部不适、脉快、心绞痛样发作；泌尿系统症状，包括：尿频，尿不净等，以及口渴、出汗、盗汗、眩晕、头重、疼痛感（头痛、胸腹背痛、关节痛、四肢痛、肌肉痛）。

产后抑郁及其严重程度划分

产后抑郁是妇女在生完孩子之后由于生理和心理等方面因素的变化造成的抑郁。其包括抑郁情绪和抑郁症。许多人将产后抑郁情绪和产后抑郁症混淆。虽然二者都以心境低落为主要表现，但是产后抑郁情绪的心境低落与其处境比较相称，而产后抑郁症患者的心境低落与其处境严重不相称。

产后抑郁与一般的抑郁表现症状大体相同，但是产后抑郁症的表现情况有时会更激烈也更突然，如果不及时治疗，对产妇本人及新生儿造成的不良影响将非常严重。

产后抑郁的主要表现是情绪不稳定，心境很差。有些产妇变得很脆弱，动辄哭泣、悲伤、发脾气、感到委屈，伴有焦虑、紧张、害怕、恐惧等。除情绪方面的表现外，认知方面也有很大变化，例如，注意力不集中、记忆力减退、思维能力减弱等。自我意识方面的变化主要表现为自我评价低、严重自卑。行为方面的表现主要是懒惰、人际冷漠；严重的产后抑郁症患者有时会自伤、自残、自杀甚至杀婴。

产后抑郁最常发生在产后3~6个月内，6个月以后发生的抑郁一般不被考虑为产后抑郁，而应考虑可能是一次重症抑郁的发作。

由于每个人的情况不同，产后抑郁的程度与持续时间也会有所差别。临床上，从健康到疾病状态一般可分为四个等级，即产后心理健康状态、产后不良心理状态、产后心理障碍、产后心理疾病。这种级别划分同样适用于产后抑郁的级别划分。

产后抑郁的程度划分包括三个等级，它们分别是：

❋ 第一级：产后不良心理状态——抑郁情绪

产后不良心理状态就是通常所说的产后抑郁情绪。其发生概率约占产妇人数的50%，一般在产后3~6天内发生。

产后抑郁情绪的主要表现是：情绪低落、心境不稳定，对人和事缺乏兴趣和热情，不快乐，同时容易疲劳。产后不良心理状态就是通常所说的产后抑郁情绪。

产后抑郁情绪的最大特点是其情绪表现与现实情况比较匹配，不存在严重歪曲现实或幻觉等现象。这些产妇可能确实遭遇到某些困难或挫折，甚至生活的重大变故，因此引发了抑郁情绪。

产后抑郁情绪的主要心理特点是：（1）持续时间短。这种状态持续时间比较短，一般在一周之内即能得到缓解。（2）没有功能性损害。产后抑郁情绪对产妇的危害比较小，一般来讲，处于产后抑郁情绪的妈妈都能正常生活并能正常与人相处，只是经常感觉心情郁闷、乏力、提不起兴趣等。（3）能够通过自我调整达到痊愈。产后抑郁情绪有时不需要特别治疗即可自愈，对有些产妇而言，可能需要做一些积极的自我调整而后达到痊愈。比如，通过改变饮食起居方式、充足的睡眠、运动等放松方式使自己的心理状态恢复到正常水平。当面对的困难得以解决，或外在刺激源消失以后，不良情绪就会很快得到缓解。（4）大部分产后抑郁情绪不伴有躯体症状，但也有少部分产后抑郁情绪伴有躯体症状。

❀ 第二级：产后心理障碍——轻度抑郁症

产后轻度抑郁症的主要表现是情绪低落、兴趣丧失和易疲劳等三个特点，并伴有以下6点中的至少3点：（1）自我评价低；（2）认知能力下降；（3）失眠、早醒或睡眠过多；（4）食欲减退、体重明显减轻；（5）性欲低下；（6）反复出现自杀念头。

产后轻度抑郁症的主要心理特点是：（1）对导致抑郁情绪的刺激源非常敏感且有强烈反应，而对其他事物的情绪和行为反应都比较正常；（2）社会功能受损，产后轻度抑郁症的产妇可能会在家务、社交等方面存在困难，有些产妇可能害怕给宝宝喂奶甚至对宝宝产生怨恨情绪等；（3）发作持续时间通常为两周以上；（4）有些产后轻度抑郁症不伴有躯体症状，另外一些则伴有躯体症状。

❀ 第三级：产后心理疾病——重度抑郁症

产后重度抑郁症的主要表现是情绪低落、兴趣丧失和易疲劳等三个特点，并伴有以下6点中至少4点：（1）明显的痛苦或激越。（2）妄想和幻觉。妄想一般涉及罪恶感、灾难即将降临感，认为自己应该对国家的某个灾难事件负责；听幻觉多为诋毁或指责性声音，嗅幻觉多为污物腐肉气味 。（3）伴有明显的躯体不适感，严重的躯体症状可发展为木僵。（4）自杀倾向。（5）社交、家务或工作障碍。（6）一般应持续两周以上，但如果症状非常严重或发病非常急时，不足两周的病程也可作出诊断。

产后重度抑郁症患者常有"哪里都不舒服"、"活着不如死了好"等强烈的内心体验。

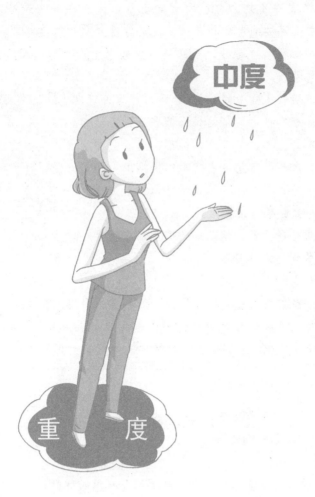

正解"产后抑郁"

误区一：产后抑郁是很正常的。

正解：产后妈妈经常会感到疲劳。她们或许会经历一段被称为"宝宝综合征"的心路历程。有这种综合征的妇女会感到疲累，没有精力。但是，产后抑郁是一种抑郁情绪更强烈、持续时间更长的心理问题。产后抑郁的妈妈或许不想和自己的宝宝玩耍。她或许会感到难以集中精神，不能给宝宝足够的温暖和爱护，甚至看着宝宝就心烦。

误区二：如果你在分娩之后，没有立即患上产后抑郁，那么，你就不会再患上它了。

正解：产后抑郁在分娩后的6个月内都有可能发生。

误区三：患有产后抑郁的妈妈都会有虐儿倾向。

正解：不是全部，部分产后抑郁症患者会发生自虐或者虐儿行为。

误区四：产后抑郁患者看起来都很抑郁，并无力照顾自己。

正解：你不能单从一个人的外表就看出她是否患有产后抑郁。产后抑郁患者或许看起来与常人无异。

误区五：补足睡眠，就能从产后抑郁中康复。

正解：尽管充足的睡眠对产后抑郁患者来说很重要，但是，单单补充睡眠不能治愈产后抑郁。

误区六：孕妇或者曾经有分娩经验的妇女不会感到抑郁。

正解：怀孕或者有分娩经验并不能保证妇女不会患上抑郁症。怀孕没有抵抗抑郁的功能。事实上，正在怀孕的妇女也有可能发生抑郁。

 产后抑郁的危害

产后抑郁具有普遍破坏性，有的甚至具有严重破坏性，其破坏性主要表现在以下几方面。

❋ 影响女性健康

许多疾病的出现都与抑郁有关，抑郁可导致多种疾病。

女性的生理特点决定女性生殖系统容易感染，而产后抑郁情绪会导致身体抵抗力变弱，这更容易造成产后感染，会从生殖器炎症发展到盆腔炎乃至腹膜炎、败血症等疾病。

另外，子宫肌瘤和乳腺癌的发生与女性的激素水平关系密切，这是医学界公认的。有调查表明不良情绪会使这两种疾病雪上加霜。

还有，产后抑郁还会引起一些急、慢性疾病，如口干、便秘、消化不良、胃肠功能减弱，或全身性疼痛。

除此之外，产后抑郁还会消耗女性的体能，使人感到好像身陷泥淖，寸步难行，干什么都没劲儿，甚至本来很容易的事情也不敢去面对了。性欲往往过早消失，生物钟会出现紊乱，食欲及睡眠都会发生变化。

❋ 影响宝宝身心发育

产后抑郁伤害的不仅是产妇本人，而且还会对新生宝宝造成危害。

产后抑郁可造成母婴情绪纽带障碍。情绪纽带包括母婴间躯体接触、婴儿的行为和母亲的情绪反应。如果这种情绪纽带出现障碍，往往会对孩子造成不良影响。母婴情绪纽带存在问题时，母亲可能拒绝照管婴儿，甚至伤害婴儿，并影响婴儿的正常发育。据报道，儿童多动症即与婴儿时期的母婴情绪纽带障碍有关。

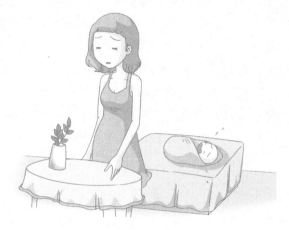

有些产后抑郁的母亲，厌恶孩子或害怕接触孩子，甚至出现一些妄想，如认为婴儿是新的救世主（夸大妄想）、

孩子生病或死亡（疾病妄想）、孩子的形状大小色泽改变（体象改变）等。这些变态心理都会使孩子处于危险之中，很容易导致母亲遗弃、伤害孩子。

泌乳过程是一个复杂而且多种内分泌激素参与的生理过程。如果产妇出现较严重的抑郁，不但会影响泌乳素的分泌，而且由于抑郁的产妇情绪低落，易疲乏，饮食和睡眠欠佳等，有可能造成母亲不愿意给婴儿哺乳。结果导致乳汁分泌时间延迟，乳汁分泌量不足。由此形成恶性循环，最终导致整个哺乳期母乳喂养率的下降，甚至无母乳而选用代乳品喂养。

由于不能建立正常的母婴关系，婴儿的心理发育也受到影响。母亲患产后抑郁的婴儿，易在出生后前3个月出现行为困难、情绪紧张、易疲惫、动作发育不良，而且增加罹患多动症的风险。此外，婴儿在6个月时容易出现体重和身高不足的情况。

产后抑郁的严重程度与婴儿精神和运动发展障碍成正比。产后抑郁母亲的孩子其认知与情绪发育水平均显著低于健康女性所抚养的孩子，并常常表现出胆小懦弱、过分敏感、易焦虑、性格孤僻、人际交往能力较差、社会适应性不强等特点。

影响夫妻关系和谐

患有产后抑郁的妻子常会无端嫉妒、猜疑、无事生非，有时还会暴跳如雷，把小事夸大化，把不满情绪转移发泄到丈夫身上。这可能会导致婚姻"亮红灯"。

有时产后抑郁的妈妈心情阴暗消极，说话尖酸刻薄，极端蔑视丈夫；或者独断专行，缺乏平等与尊重的意识，处理问题一意孤行，听不得不同意见；还有的性格孤僻，精神颓丧，把好端端的一个家搞得鸡犬不宁，或者把一个充满生机的家搞得郁闷单调。这些表现会严重影响夫妻关系的和谐与融洽。

> 　　明英1997年结婚，1999年下半年生下了一个活泼可爱的女孩儿，本应该高兴，可公婆非常重男轻女，明英慢慢地开始变得抑郁，情绪低落，不爱说话，注意力不集中，一直没有好转。
>
> 　　随着时间的推移，明英脾气开始变得暴躁，动不动就发火，穿衣服都是里三层外三层的，还出现了幻觉，有时候把女儿放在地上不管，自顾自地坐在床上发呆，后来吃过一些安眠、镇静之类的药，效果甚微。
>
> 　　母亲不忍看到女儿这样沉沦下去，就把明英接回了娘家，明英的情况时好时坏，有时像在自言自语又像在和别人说什么。好的时候会帮着干点活，不好的时候，还会打人、扔东西……

　　由于长期的情绪低落、心情烦闷，明英最初的产后抑郁症逐渐恶化，出现了神经功能紊乱等症状。案例中，明英患上了产后精神分裂。

专家解析

　　产后抑郁症症状严重者，应及时就诊，寻求专业治疗。许多患者正是因为延误了最佳治疗时机，导致了本可避免的严重病情。与此同时，家人应给予更多的理解和接纳，陪伴产妇度过这段艰难时期。

❀ 影响人际关系

　　产后抑郁的妈妈经常令身边的人感到无奈，有时，人们会刻意疏远她们。

　　抑郁的妈妈也常会让周围的人感到内疚，以为自己做错了什么事。

总是小心翼翼地对待患者，这也会导致周围的
人与产后抑郁症患者的关系紧张。

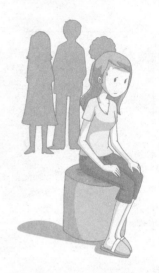

产后抑郁症患者常会给其亲人和朋友带来很多
困扰。与抑郁症患者在一起生活是件很痛苦的事。
同时，抑郁症患者会影响周围人的生活质量。如果
妻子抑郁了，那么丈夫也不会有好日子过；家有抑
郁症的儿媳妇，也会使公婆陷入困境。

战胜产后抑郁，我们有办法

看了前面的介绍，也许有的朋友觉得产后抑郁很可怕。实际上，大家
不必心慌，对于产后抑郁，现在已经有了比较成熟有效的自疗和其他治疗方
法。只要我们正确并认真对待，最终将会战胜它。对于产后抑郁需要注意的
问题有以下几个方面：

第一，要承认自己的抑郁状态，这一点非常重要。有的朋友因为不愿意
承认和接受自己的抑郁症状而对这个病不重视，延误了最佳治疗时机。敢于
正视并勇敢地面对它是我们战胜产后抑郁的先决条件。

第二，按照我们介绍的方法去做。我们的方法将在下面几章中陆续给大
家介绍。这些方法是在三个层次上展开的：一是针对症状的调理和治疗，例
如，对情绪低落和失眠等症状的调理和治疗；二是有意识地治疗症状背后的
性格问题；三是改变在这些症状后面起作用的认识方式以及人生价值观。

第三，如果自己感到症状比较严重，就应当尽快去正规医院，特别是精
神卫生专科医院去就诊。医生通过检查和问诊，帮助你尽快确诊是否产后抑
郁。目前也有许多有效的药物和其他疗法治疗产后抑郁。只要积极配合，绝
大多数产后抑郁患者经过治疗，病情都可以得到改善。

专栏

抑郁症低识别、低治疗率的原因

1.对抑郁症的知识了解较少。抑郁症的许多表现给人的感觉像是懒惰、脾气暴躁、性格不好等，很容易被忽视；

2.抑郁症患者本人不愿意承认自己有病，更不愿意面对这种疾病；

3.不知道抑郁症是一种对身体非常有害的疾病；

4.不了解抑郁症是可以防范也可以治疗的疾病；

5.因为抑郁症的复杂性，有时给诊断带来一定困难，非专业医师难以识别。

对抑郁症有这样一种看法：抑郁症本身是一个人的人格是否健全的试金石……抑郁症使你发现，原来你内在本来就有一些问题，你本来就是一个很没有自信心的人。过去你表现得很好，都是假象，你根本就没有完成自己内在真正的身心整合。

从这个角度看待产后抑郁，我们就会感到治疗产后抑郁还有更多的积极意义，那就是一并将我们以前潜在的心理问题加以解决。

下面的方法，将成为产后妈妈们的开心钥匙。只要产后妈妈们能充分认识并提高警惕，学会运用正确的方式去调整自己的心理状态，及时分辨和主动缓解生活中的各种压力，远离抑郁症并不困难！

专家建议的抑郁症自疗措施

1.制定近期目标：不要给自己制定太遥远的目标，制定近期目标，然后努力去实现它；

2.小步子行动：对于自己制定的目标，一步一步去实现，每实现一步就记录下来，以激励自己去继续完成下一个步骤；

3.做力所能及的事：要正视自己的病情，一方面不要逞能，另一方面要根据自己的情况适当做事情，分清轻重缓急；

4.尝试去交朋友：尝试与更多的人交往并结交朋友，尝试着与朋友交流；

5.尝试参加各类活动：尝试着做一些适当的体育运动，有条件时可以到郊外欣赏自然风光，看电影、电视等，还可以参加朋友聚会；

6.写成长日记：可以经常把自己的感受写出来，然后比较消极情绪和积极情绪的比例，观察消极情绪是否在逐渐减少，同时积极情绪是否在逐渐增多。

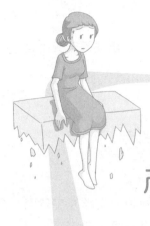

第二章
产后抑郁是从哪儿来的
——产后抑郁的成因

　　生了宝宝高兴不起来，反而患上了产后抑郁。这是怎么回事？是什么"魔法"使我们在本该高兴的时候得了产后抑郁？找到产后抑郁的"根源"，对于我们有效预防和治疗产后抑郁是非常必要的。

　　在这一章里，我们就来找一找形成产后抑郁的几种主要原因。

 盲目攀比导致产后抑郁

　　有些产妇攀比心理很严重。没生孩子之前是自己与别人攀比，生孩子之后又用自己的宝宝和别人家的宝宝攀比。看到别人家的宝宝喝进口奶粉，她也要给自己的宝宝喝进口奶粉；看到别人家的宝宝请高级保姆，她也心理不平衡；看到别人家的宝宝上什么亲子班，她也要自己的宝宝上亲子班；看到别人家的宝宝早早地就准备好了钢琴，她也要给自己的宝宝准备钢琴。总之，别人有的她一定要有，别人没有的她也要有，这样她才心理平衡。有些妈妈只顾一味地与别人攀比，却忽略了两个重要问题：第一，每个家庭的基本情况是不同的；第二，每个宝宝的情况也是不同的。

长期的攀比心理，会导致产妇心理严重失衡，紧张、焦虑和嫉妒等不良的心理最终会将产妇拖入产后抑郁的泥潭。

家庭生活方式变化导致产后抑郁

随着宝宝的降生，原来那个娇生惯养、丈夫百般呵护的女孩儿突然间降级为"超级服务员"，家庭生活的重心一下子由自己变成了宝宝。全家人都在围着宝宝转，一会儿要抱他，一会儿要喂他，一会儿换尿布、擦洗……作为妈妈这些本来是天经地义的事情，问题是，现在的独生子女妈妈们过去在家里被宠惯了，一下子很难适应这些变化。有时宝宝莫名其妙地哭闹会搞得妈妈无所适从，她常常会不知所措。婴儿哭闹的时间越长，次数越频繁，妈妈感觉越糟糕，似乎自己所有的努力都无用，认为自己是个失败者。任凭你受过多么良好的教育，在这个

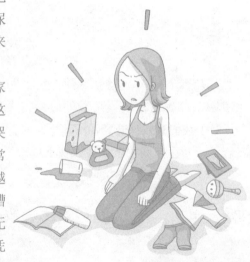

时候也有可能变得沮丧无奈、焦虑不安……还有，不得不放弃过去的许多爱好，和朋友玩儿的时间几乎全被宝宝挤掉了，疲乏、劳累、混乱的日子里，产后抑郁也许悄然而至了。

案例

　　小陆今年28岁，是个独生女，一直都是父母的掌上明珠。她两年前结婚，今年生了一个男孩。孩子很健康，可是在孩子满月之后，家人发现小陆的情绪有些奇怪。

　　小陆白天总是无精打采的，本来活泼爱笑的她极少露出笑容了，到了晚上还会失眠。后来，她甚至害怕突然的声响和光亮。家人发现小陆不但对什么事情都不感兴趣，连孩子都不愿靠近，看都不愿意多看。更令家人着急的是，小陆不愿和家人说话，他们的开导和劝解毫无用处。无奈之下他们把小陆带到了医院。

　　没料到小陆对医生说出十分惊人的话。小陆说："这些天不让我出门，也不能洗头洗澡，浑身上下都快臭了。再看一下身边，不是尿布就是奶锅，屋里变成一锅粥。我担心这以后没有好日子过了。"有时候她心情矛盾煎熬，甚至想到过自杀。经过诊断，小陆是患了"产后抑郁症"。

　　小陆是家中的独生女，在家中是父母的掌上明珠，过去事事都以自我为中心，习惯了被别人关心和照顾。从少女到母亲的角色转换，是人生的一个重大转折。小陆的问题，源于角色转换不成功。虽然结婚生子使其社会角色发生了变化，但是其心理角色并未发生相应变化。社会角色的变化使周围的人把关注点放在了孩子身上，同时也要求她把关注点放在孩子身上。看到孩子分走了家人对她的关注，丈夫的关爱也转移到了孩子身上，小陆的心理出现了巨大落差。加上孩子不分昼夜地哭闹，疲惫不堪的小陆得不到充足休息，无形中又增加了精神负荷。最终患上了产后抑郁症。

专家解析

对孩子过度关注导致产后抑郁

有的产妇自从宝宝降生后，就立刻把宝宝当做是自己生活的全部。每天眼珠不转地看着宝宝，生怕有一点闪失而耽误了宝宝的成长。过度关注的结果不但对自己不利，耽误了自己应该做的许多事情；更重要的是对宝宝也不利，所谓过犹不及。这样的产妇，一旦发现自己的宝宝在哪些方面的发展不尽如人意，就会焦虑万分，不知所措，时间久了，就可能发生产后抑郁。

一项研究发现，与正常体重儿的母亲相比，没有达到理想体重孩子的母亲发生产后抑郁的比例高一倍；甚至还有的年轻母亲，看到宝宝就忍不住紧张：他是不是会生病？

有的妈妈奶水不足，无法母乳喂养，心里也非常难受：孩子一出生就不能够得到最好的营养，以后肯定会不如别人，于是陷入自责和忧虑之中。

也有不少妈妈，想到孩子将来的抚养教育，诸如上什么大学，钢琴达到几级，英语达到什么水准等，就感到心烦意乱。

渐渐地，抑郁情绪不期而遇了。

孩子的健康问题导致产后抑郁

有的宝宝患有比较严重的先天性疾病，比如先天性心脏病，这对妈妈的打击可想而知。尤其是当一趟趟的求医找药都不见效果时，妈妈会陷入特别无奈和无助的心境之中，在看不到希望和阳光的日子里一天天煎熬，最终患上了产后抑郁。

　　还有的宝宝先天体质弱，动不动就感冒、发烧、咳嗽，看起来不是大病，但是如果发生频繁，也会搞得妈妈心力交瘁，增加患上产后抑郁症的危险。这种情况下的产后抑郁主要是因为母亲过度疲劳和担忧造成的。有一项研究报告表明，生长迟滞的婴儿，其母亲患产后抑郁症的概率较高。

缺乏社会支持系统导致产后抑郁

　　丈夫、家人、朋友等的支持，被称为"社会支持系统"。这个支持系统运转不正常，是产后抑郁的重要成因。

　　研究发现，得到的社会支持越多，产后抑郁的发生率越低。社会支持能够维持个体良好的情绪状态，同时也能提高一个人对重大生活事件的应对能力，社会支持系统还能够帮助产妇降低环境压力，增强处理问题的能力和信心，从而增加个人的积极情绪体验，减少消极情绪体验。相对于产妇而言，最强大的社会支持来源于丈夫，婚姻满意度低，缺乏丈夫支持的产妇发展为产后抑郁的可能性相对较高。

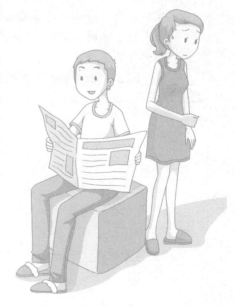

　　如果丈夫和家人对孩子和产妇态度冷漠、不闻不问，会给产妇的心理造成不平衡感和无助感，增加其患上产后抑郁的可能。如果产前夫妻关系就比较紧张，产后可能心理压力更大，分娩以前存在的夫妻矛盾，这时可能更具威胁性。

　　家人的压力也是产后抑郁发生的重要成因。压力主要有两种：一种是因为孩子的性别没有使家人满意，重男轻女的思想导致产妇受到冷落甚至指责；另一种是平时冲突较多，生产之后不仅得不到家人的照料，反而还受到平时矛盾延伸的冲击，家里更加鸡犬不宁。于是，产后抑郁便乘机而入。

还有一种情况是拒绝伴侣或家人的帮助。比如觉得丈夫忙，不愿打扰他；认为公婆没文化，父母帮不上忙，对家人缺乏应有的信任，不向家人敞开心扉，最终把自己憋成了产后抑郁。

案例

小李是个完美主义者，凡事都要做到最好，人要强，脾气也很倔。在生完宝宝后，她为了恢复"辣妈"身材，严词拒绝所有补品。一段时间以后，因为营养不足，她已无法继续母乳喂养宝宝，家人不得不买来奶粉等营养品给孩子吃。这时，小李又充满自责，觉得都是自己不好……生性好强的小李，还没休完产假就提前上班了，上班后心思又无法集中在工作上，导致工作中屡屡失误，与同事发生争执等。恰逢部门调整，公司着手裁员，作为老员工的她遭到了老板辞退。丈夫和家人尝试安慰她，与她沟通。可小李始终憋着委屈，独自扛着难题，无人时自己一个人默默流泪，最终患上了产后抑郁症。

小李希望什么事都自己一个人去解决，要强是优点，但过度要强就会出现问题，尤其在产后的过度要强是不可取的。

专家解析

社会支持，是指一个人与社会关系的密切和信任程度并从这些社会关系中获得支持和帮助。社会支持是促进产妇身心健康的重要资源，特别是来自丈夫和家人的支持。有效的社会支持可使产妇获得依托感，从而缓解心理压力。

有些粗心的丈夫可能不会明白你此时此刻的微妙心理变化和内心需求，所以你要主动告诉他，这样才能避免引起不必要的误会乃至争端，进而影响你的心情。如果觉得家人过分关注孩子而忽略了你，那就要大声讲出来。

要学着信赖身边的人，将自己的想法、难处与家人沟通后往往会得到意想不到的效果，既让家人获悉你的心思，又赢得了他们的支持，何乐而不为呢？

对丈夫的过度依赖导致产后抑郁

在产妇中常见这样一种现象：产妇生产后往往会感到身体异常虚弱，这时她会认为家人，特别是丈夫，应该也必须好好照顾自己。坐月子时，丈夫出现的一些小差错，就可能引发家庭大战，产妇将丈夫的小错误无限放大，甚至认为丈夫不爱自己了，发作之后就是哀叹自己嫁错了人。这种状况如果不能及时制止，产后抑郁就有可能接踵而至。

雯雯是家中的独女，从小父母就很宠她。结婚后，比她年长一些的丈夫对她也是百般呵护，怀孕期间对她则是千依百顺，悉心照顾。生下宝宝后，丈夫对她的关照更是体贴入微。可渐渐地，大家发现雯雯有些不对劲儿了。整天让丈夫陪着自己，丈夫正常的工作、社交都受到很大限制，接电话、回短信都得在雯雯睡着以后……即便如此，稍有不顺意，雯雯就大发脾气。有天老公回来晚了些，发现雯雯一个人正坐在角落里哭……

虽然雯雯的情况有些极端，但是，确实有为数不少的产妇在生产之后的某段时间会发生暂时性"心理退化"现象，其主要表现是，其行为举止变得更原始也更孩子气。

专家解析

我们可以把"退行"理解为人类的自我防御机制在起作用，产后妈妈用"退行"来发出求助信号，即"我需要别人来关心我"，如果家人对此给予足够的理解和积极的回应，"退行"现象便会很快消失。

职场压力导致产后抑郁

　　一些产妇，在产后甚至在孕期就担心因为生育而不能上班期间导致自己的工作受影响甚至失业。这种心理压力造成的紧张和恐惧情绪，增加了产后抑郁的发生率。

　　心理压力的自我检查，可根据日本某大学医学部公布的调查报告中编制的《心理压力诊断自查表》来进行。

心理压力诊断自查表

1. 经常患感冒，且不易治愈

2. 常有手脚冰凉的情形

3. 手掌和腋下常出汗

4. 突然出现呼吸困难的苦闷窒息感

5. 时常有心悸

6. 有胸痛情况发生

7. 有头重感或头脑不清醒的昏沉感

8. 眼睛很容易疲劳

9. 有鼻塞现象

10. 有头晕眼花的情形发生

11. 站立时有发晕的情形

12. 有耳鸣现象

13. 口腔破裂或溃疡

14. 经常喉痛

15. 舌头上出现白苔

16. 面对自己爱吃的东西却毫无食欲

17. 常觉得吃下的东西不消化，堆在胃里

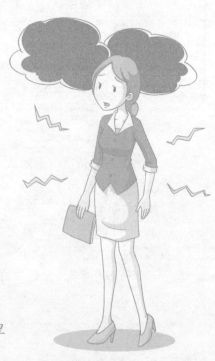

产后妈妈养心宝典

18. 腹部发胀、疼痛感，有腹泻或便秘

19. 肩部很容易酸痛、坚硬

20. 背部、腰部经常疼痛

21. 疲劳感不易解除

22. 体重减轻

23. 稍做一点事就立刻感到疲劳

24. 早晨经常有不愿起床的倦怠感

25. 不能集中精力专心做事

26. 睡眠不好

27. 睡中常做梦

28. 深夜突然醒来再不易睡着

29. 与人交际应酬很冷淡，没劲头

30. 有一点不顺心就生气，而且时有不安的情形发生

以上症状有5项，轻微压力；6～10项，中度压力；11～20项，严重压力。21项以上，会出现适应性障碍问题。根据自己的情况，采取压力应对的适当措施。

 过度担心产后容貌和身材变化导致产后抑郁

女人无论在何时都希望自己看上去年轻美丽。但是，产后初期，常常可以看到许多产妇的脸上出现蝴蝶斑、黑斑，皮肤变松、变黑；眼圈发黑；头发枯黄、稀疏；乳房下垂，双峰不再挺拔；身材富态，衣服都因为太瘦而不能穿。

对于产妇特别是那些从事领导工作、演艺工作、教育工作、服务行业等工作的年轻女性来说，迫切希望还原自己的美丽。随着时间的推移，发现自己的身体依旧臃肿，脸

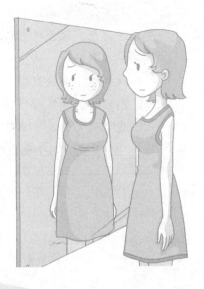

上的黑斑依旧清晰，便开始整日发愁。当担心发愁过度的时候，便可能出现产后抑郁的症状。

产科并发症导致产后抑郁

产妇原本的身体健康状况以及在妊娠分娩过程中出现的某些产科并发症，如心脏病、病毒性肝炎、性传播疾病、胎盘早剥等，都会给产妇产后带来很大的精神压力，成为产后抑郁发病的重要原因。已有研究表明，有产科并发症的产妇，产后抑郁症的发生率明显高于正常分娩者。

相比自然的分娩者，剖宫产者心理压力较大，这可能与产后疼痛、出血、活动不便等有很大关系，进而导致产后抑郁。

滞产、难产所引发的紧张、恐惧，导致心理和躯体的应激反应增强，进而诱发产后抑郁。

案例

艾薇一心想自然生产，想让孩子以最自然最健康的方式来到这个世界上。推进产房后，她疼得满头大汗，可就是无法自然分娩。医生多次建议改换剖宫产，可艾薇一直不同意。在她进产房10个小时以后，在万般无奈之下她接受了剖宫产。孩子是生下来了，但是，艾薇的心里却有一种挥之不去的担忧，她怕生产时间过长而导致对孩子的不利影响，她每天紧张地观察着孩子，一点微不足道的问题也会引起艾薇的高度紧张。这种担心和紧张一直持续着，几个星期后，艾薇出现了产后抑郁的症状。

专家解析

生产的过程往往不像产妇及家人想得那般简单，并非所有身体健康的产妇都能够顺利分娩，生产方式的选择要依据产前检查结果及产妇身心状况而定。

分娩过程太长对母婴双方危害都很大。因此，要做好产前检查。如发现胎位或其他方面的异常，应及时纠正和处理。产前检查是预防难产，更是预防产后抑郁的重要环节。

激素变化导致产后抑郁

生物因素往往是抑郁症发生的基础，它也是产后抑郁发生的根源。生物基础在外界刺激作用下，最终形成产后抑郁。

人体内存在着各种各样的激素，激素就是我们常说的"荷尔蒙"，它们通过影响细胞的新陈代谢来调节我们的生理活动。荷尔蒙在人体内的量虽然不多，但是对健康发挥着很大的作用，某些激素的缺乏或过剩可能引发各种疾病。例如，生长激素分泌过多会引起巨人症，分泌过少会造成侏儒症；胰岛素分泌不足会导致糖尿病。产妇在分娩时，身体急剧变化，黄体素及求偶素突然大量降低，神经性荷尔蒙也降低。甲状腺、肾上腺素等怀孕期大量增加的激素此时也都减少。这些戏剧性的变化在产后24～36小时内出现。这些变化是人所控制不了的。对于产妇们来说，在怀孕以及生产过程中，雌激素、孕激素、皮质醇等物质均发生了显著变化，它们正是给你的情绪"捣乱"的家伙。

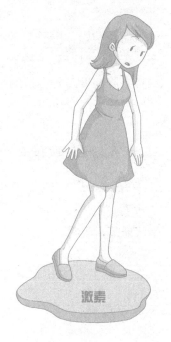
激素

小小的激素与情绪有如此大的关系，确实不可以小觑。激素能维持女性美丽，也能办坏事，诱发产后抑郁。

性激素的变化可引发产后抑郁

雌激素

以捍卫女性性征及女人美丽的雌激素为例，在整个妊娠期间，它的水平在不断变化。妇女妊娠时体内雌激素水平逐渐升高，孕晚期达到最高值，是月经周期最高值的50倍。分娩后，雌激素水平急速下降至基础水平。雌激素水平发生的极大反差，致使产妇脑内的儿茶酚胺减少，这是引起产后抑郁的一个重要生理诱因。

温馨小贴士

补充雌激素可预防产后抑郁。

孕激素

与雌激素协同产生作用的孕激素，也经历着类似于雌激素的变化过程。妊娠后，孕妇体内孕激素水平逐渐升高，峰值是其月经周期最高值的10倍，产后几天可以降到正常值，哺乳则可降到低于正常值。有研究显示，产后孕激素下降幅度与抑郁情绪呈正相关关系，说明孕激素下降幅度越大，产后抑郁发生的概率越高。

肾上腺皮质功能的变化可引发产后抑郁

有临床研究表明，产妇产后2～5天出现非常高的皮质醇水平。肾上腺皮质激素、皮质醇增高可通过损伤海马、蓝斑等处使产妇产生认知功能障碍，情绪低落，失眠。

温馨小贴士

肾上腺皮质功能的变化检测，可以作为临床诊断是否患产后抑郁的一个重要指标。

❋ 甲状腺激素及其他身体激素的影响

甲状腺激素在调节情绪方面有重要作用。甲状腺激素水平低的患者往往表现为情绪低落、运动减少等抑郁症状。

另外，其他激素的改变会改变大脑中枢神经传导物质的含量，间接影响到人的情绪，进而导致产后抑郁的发生。

除了上述10个方面的原因，还有营养缺乏导致的产后抑郁和药源性产后抑郁。营养缺乏主要是B族维生素、维生素C、叶酸、烟酸缺乏；药源性原因的常见诱发抑郁症有：镇静催眠药、激素类药、抗结核类药、抗高血压类药、口服避孕药。

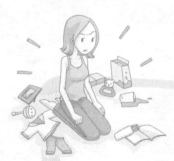

第三章
我会撞上产后抑郁吗
——产后抑郁的鉴别和测量

在前面两章，我们介绍了什么是产后抑郁以及为什么会发生产后抑郁。那么，如何判断自己是否患有产后抑郁呢？

我们在这一章里，将告诉朋友们如何评估产后抑郁是否"缠上"了你。

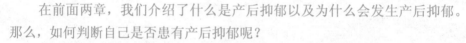

哪些人容易"撞上"产后抑郁

白领女性易发生产后抑郁

一般来说，白领女性受教育程度较高、收入水平较好、工作条件较优越，更容易患上产后抑郁。这一群体对自己和下一代的要求都比较高，考虑的问题也较多。因此，担忧、烦恼的事情也比较多。

高龄初产妇易发生产后抑郁

世界卫生组织将30岁以上第一次分娩的孕妇定为高龄初产妇。现今，不少青年都成了晚婚晚育的积极倡导者，尤其在受过高等教育的女性中，高龄产妇日益增多。

通常来说，高龄初产妇遭遇的风险包括胎儿畸形、妊娠高血压、分娩时间长及糖尿病等。怀孕后，身体机能及激素水平的变化会诱发产妇身体里原来的疾病隐患，增加生产的风险，这也是妇产科医生特别强调孕前及孕期检查的原因。因此，高龄初产妇常常会过度担心因高龄带来的不测，初产妇年龄越大，越容易出现紧张、恐惧、抑郁和焦虑等情绪，再加上担心身材不易恢复等，都在很大程度上增加了其心理负担。

有研究表明，产后抑郁随年龄增长，其发生率有增高趋势，高于28岁的初产妇产后抑郁发生率最高，约为11%。

❀ 过小年龄生育易发生产后抑郁

低于20岁的女孩，工作条件、经济能力、居住环境，大都还不具备独立抚养子女的条件，因此，遇到的烦恼事比其他产妇要多得多。加上这一年龄段的女孩生育，有一些是未婚，面对来自家庭和社会的诸多压力，造成恐惧、焦虑、悲观、沮丧和无助等情绪，最终出现产后抑郁。

❀ 独生女易发生产后抑郁

目前生育的主体是"80后"独生子女，心理专家认为，独生子女群体独有的心理特点易使产后抑郁高发。从成长到结婚、怀孕、生育，她们几乎一直是家庭的中心，一旦生完孩子，一家人的重心一下子都转移到新出生的孩子身上，产妇在心理上容易出现适应不良等问题，从而成为产后抑郁的易感人群。

❀ 易患产后抑郁的性格

容易患产后抑郁的性格有：多疑、自卑、悲观、嫉妒、完美主义、自我中心、孤僻和胆小等。

第一，多疑

这种性格的人警觉性非常高，经常无端地将与自己无关的事情联系起来，不安全感过分强烈，对立心理也十分突出，总认为有人要危害自己、妨碍自己。除了表现出对他人的强烈敌意和对环境特别不放心外，还对自己特别不自信，过分担心或怀疑对自己不利的方面。这种高度警觉状态在生理上会影响人的免疫力、睡眠、内分泌，在心理上则容易产生消极情绪，从而成为产后抑郁的高危人群。

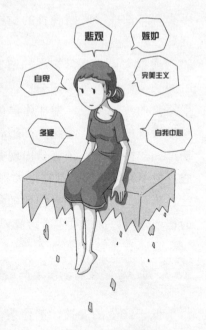

第二，自卑

过低评价自己，过于在意别人对自己的看法。自卑性格的人往往表现为两个极端：要么格外内向、低调，说话办事处处带着小心，生怕被别人看不起；要么格外高调，表面看起来夸夸其谈，好像高人一等的样子，实则内心深处觉得别人会看不起自己。无论哪种表现，自卑的人总体都比较易感、脆弱，容易得产后抑郁。

第三，悲观

这种性格的人总觉得坏事情会光顾自己，对任何事情的结果都朝坏的方面期待，习惯于关注事物的消极面。这些人的安全感比较低，防范意识很高，内心充满消极想法和负面情绪，很容易陷入产后抑郁的泥潭。

第四，嫉妒

嫉妒主要不是一种性格，而是由于心胸狭窄、不自信等因素形成的一种对待别人，特别是对待比自己强的人的思维和行为方式。嫉妒可以导致情绪极度低落消沉，也会导致情绪激动爆发。内心的怨恨、不平、恐惧等消极情绪交织在一起，构成一种以嫉妒为特征的独特心理状态。其心理特征表现为：（1）争强好胜；（2）不能树立正确的目标；（3）对现状不满，爱发牢骚；（4）自我评价低，缺乏自信；（5）自认为自身条件好，希望别人不如自己；（6）经常感到别人的存在威胁自己。

如果一个人习惯于用一种不正确的社会比较方式去与他人做比较，例如，看到别人的获得，却看不到别人的付出；看到自己的付出，却看不到自己的收获；不承认人与人之间在能力、精力、毅力等方面的先天差异，而盲目追求结果的平等，也容易产生内心深处的愤愤不平和怨恨。产后的嫉妒心理很容易引发产后抑郁。

第五，完美主义

对自己和对他人要求过高，凡事追求完美。这种性格的人常常给自己和他人设定一个很高的标准，非达到不可。比较容易求全责备，对自己和他人都持批评态度，不仅仅表面看是一副永不满足的样子，内心深处也是很难知足的。这种人如果产后的某些事情不如愿，甚至差距较大时，很容易发生产后抑郁。

第六，自我中心

是"我"的完全中心化。"我"无论到哪里，都无法忍受比别人差，别人都应该以我为中心，应该听取我的意见。如果每个人都以自我为中心，而现实中不可能有那么多中心，他们就会常常有挫折感。这些自我为中心的人比较容易走向两个极端，要么拼命向高处努力，要么自动退出竞争和社交。自我中心的人往往性格比较强，遇到不如意反应强烈。产后这种自我中心的表现会更加严重，发生产后抑郁的可能性也比较大。

第七，孤僻

表现为内向、自闭、不爱交流、不爱说话、不合群。这些人似乎总是生活在远离人群的某个角落，并很善于给自己制造一种压抑的气氛。他们不愿意向他人敞开心扉，不容易信任别人，也很少主动去帮助别人，因此很少有朋友。遇到自己无法解决的问题或困难，很容易产生无助感。这种性格的人容易发生产后抑郁。

第八，胆小

胆小的人经常表现为紧张、害怕甚至恐惧。平时对一些普通的、不应该惧怕的东西产生恐惧，经常伴随着紧张情绪，这些人容易患上产后抑郁。

Posner论产后抑郁的易感人群

Posner等人研究表明，下述孕产妇易发生产后抑郁：

1.小于20岁

2.未婚

3.缺乏必要的医学知识

4.来自多兄弟姐妹家庭

5.儿童青少年期与父母双方或一方分离

6.儿童期缺乏来自父母的关注

7.成年期很少得到父母支持

8.与丈夫关系差

9.在住房或收入方面有困难

10.对受教育的程度不满

11.过去或现在有情感问题

12.自信心不足

怎样判断自己是否被产后抑郁缠上了

 从五个方面自我诊断产后抑郁

第一，症状持续两周以上

这里的症状主要是指情绪低落、不想活动、对任何事物都不感兴趣、不想与任何人沟通、想哭。早晨起床后症状相对严重，到了下午接近晚上时好一些。

第二，无法正常地生活

这要参照原来的生活习惯和模式，包括饮食、睡眠以及和家人关系等方面。

第三，有想伤害自己和宝宝的想法或冲动

伤害自己和宝宝的想法和冲动是指并未真的发生伤害性行为，只是这样想，甚至有时难以控制地想实施。

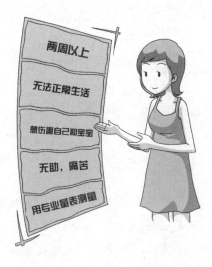

第四，无法用语言表述的痛苦与无助感

总是在担心什么、害怕什么或为什么感到郁闷，具体是什么呢？自己也说不清楚。

第五，利用专业量表测量

可以通过一些专门针对产后抑郁的测量工具来判断自己是否患上了产后抑郁。

 ## 用SDS自评抑郁

SDS用于衡量抑郁状态的轻重程度及其在治疗过程中的变化。该量表操作方便，容易掌握，不受年龄、性别、经济状态等因素限制。

SDS是自评量表，即由被评定者自行完成量表中的每个项目。开始评定前让被评定者了解量表的填写方法及每个问题的含义，然后做出独立的、不受任何人影响的自我评定。

SDS由Zung编制，由20个项目组成，每一个项目相当于一个症状。20个项目反映抑郁状态的4组特异性症状：

（1）精神—情感症状。由抑郁心境、哭泣等两项组成。

（2）躯体症状。由情绪的日间差异、睡眠障碍、食欲减退、性欲降低、体重减轻、便秘、心跳过速、易疲劳等八项组成。

（3）精神运动症状。由精神运动性迟滞和激越两项组成。

（4）抑郁症状。由思维混乱、无望感、易激惹、犹豫不决、自我贬损、空虚感、反复思考自杀和不满足等八项组成。

每次评定时间约10分钟。如用于评估疗效，则于治疗前评定一次作为基础分，治疗后2～6周再次评定。

SDS抑郁自评量表

下面有20个条目，请仔细阅读每一条，把意思弄明白，然后根据你最近一星期的实际情况，在适当的选项上划钩(√)。每一条目后有4个选项，分别代表①很少，②有时，③经常，④持续。

例如在第一个问题上，"我感到情绪沮丧，郁闷"。在实际生活中，我并没有这种感受，或者情绪非常愉快。可以选"①很少"。

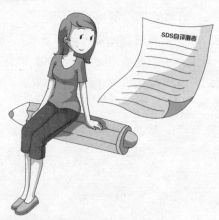

序号	项目	很少	有时	经常	持续
1	我感到情绪沮丧，郁闷	1	2	3	4
2*	我感到早晨心情最好	4	3	2	1
3	我要哭或想哭	1	2	3	4
4	我夜间睡眠不好	1	2	3	4
5*	我吃饭像平时一样多	4	3	2	1
6*	我的性功能正常	4	3	2	1
7	我感到体重减轻	1	2	3	4
8	我为便秘烦恼	1	2	3	4
9	我的心跳比平时快	1	2	3	4
10	我无故感到疲劳	1	2	3	4
11*	我的头脑像往常一样清楚	4	3	2	1
12*	我做事情像平时一样不感到困难	4	3	2	1
13	我坐卧不安,难以保持平静	1	2	3	4

序号	项目	很少	有时	经常	持续
14*	我对未来感到有希望	4	3	2	1
15	我比平时更容易生气激动	1	2	3	4
16*	我觉得决定什么事很容易	4	3	2	1
17*	我感到自己是有用的和不可缺少的人	4	3	2	1
18*	我的生活很有意义	4	3	2	1
19	假若我死了别人会过得更好	1	2	3	4
20*	我仍旧喜爱自己平时喜爱的东西	4	3	2	1

（注：*表示反向计分）

【统计结果】

1.总分（20个项目所得分之和）：＿＿＿＿＿＿＿＿

2.标准分（总分×1.25，并四舍五入取整数）：＿＿＿＿＿＿＿＿

总分标准分换算表

总分	标准分	总分	标准分	总分	标准分	总分	标准分	总分	标准分	总分	标准分	总分	标准分
20	25	30	38	40	50	50	63	60	75	70	88	80	100
21	26	31	39	41	51	51	64	61	76	71	89		
22	28	32	40	42	53	52	65	62	78	72	90		
23	29	33	41	43	54	53	66	63	79	73	91		
24	30	34	43	44	55	54	68	64	80	74	92		
25	31	35	44	45	56	55	69	65	81	75	94		
26	33	36	45	46	58	56	70	66	83	76	95		
27	34	37	46	47	59	57	71	67	84	77	96		
28	35	38	48	48	60	58	73	68	85	78	98		
29	36	39	49	49	61	59	74	69	86	79	99		

SDS的评定结果以标准分来定：

标准分小于50分：无抑郁

恭喜你，你没有抑郁倾向。希望你能够继续保持良好的心态。

标准分在50~59分：轻微至轻度抑郁

第三章　我会撞上产后抑郁吗

1. 第一个显著特点是存在"内苦外乐"的症状。患者常因身心受折磨且找不到原因而感到苦恼，又无法自行排解，即使服用中西药物或疗养、娱乐等亦不能消除。一般患者意识很清晰、仪表端正，对自己的疾病有着深刻的体验，有强烈的求医愿望，常为此四处求医，多方觅法，终不得解除。

2. 第二个特点是社会功能下降。

3. 第三个特点是顽固持久的以失眠为主要特征的睡眠障碍。

标准分在60～69分：中度至重度抑郁

1. 情绪低落、心境恶劣、缺乏兴趣、活力和精力减退，是本类抑郁症典型表现和特征之一。患者似乎对周围一切事物都不感兴趣，甚至对以往感兴趣和擅长的事物亦是如此，令患者本人迷惑不解。

2. 精神运动性阻滞。典型表现为行动迟缓，患者很少有自发性运动。懒散无力是本病的重要特征。患者自己说不清上述表现的原因，实质上是由于抑郁症对肌肉运动系统神经功能的病理性抑制所致。患者不爱外出和社交，严重者"呆若木鸡"，整天待在室内，不言少动，懒于与人主动接触交谈，或一问一答，或久久不语。

3. 脑功能阻滞和抑郁性认知。具体表现为认知能力下降。

4. 焦虑和激越。具体表现为不安、烦躁、无目的，行为失控。

5. 躯体症状。顽固性睡眠障碍已成为本病的重要特征，抑郁症患者清晨醒来，尤其在4～5点钟时，是情绪最低潮的时期(与皮质激素分泌最低点规律一致)，为最难熬、最痛苦的时间，自杀念头最强烈。

标准分在70分及以上：重度抑郁

患者可能会有强烈的自杀意念。内心十分痛苦、悲观、绝望，感到生活是负担，不值得留恋，以死求解脱，与之伴随着自杀行为。

 爱丁堡产后抑郁量表

爱丁堡产后抑郁量表可用于孕期筛查可能患有抑郁症的妇女，也可用于产后抑郁的粗略诊断。

爱丁堡产后抑郁量表为自评量表，共有10个项目，分别涉及心境、乐趣、自责、焦虑、恐惧、失眠、应对能力、悲伤、哭泣和自伤等。

爱丁堡产后抑郁量表

你最近有了一个小孩，我们想知道你的感觉。请你根据过去一周的实际情况，在最接近你感觉的答案上画圈。答案没有对错之分，请放心填写。

序号	题目	从不	偶尔	经常	总是
1	我开心，也能看到事物有趣的一面	3	2	1	0
2	我对未来保持乐观的态度	3	2	1	0
3	当事情出错时，我毫无必要地责备自己	0	1	2	3
4	我没有理由地焦虑或担心	3	2	1	0
5	我无缘无故地感到恐惧或惊慌	0	1	2	3
6	我难以应对事情	0	1	2	3
7	我因心情不好而影响睡眠	0	1	2	3
8	我感到悲伤或悲惨	0	1	2	3
9	我因心情不好而哭泣	0	1	2	3
10	我有过伤害自己的想法	0	1	2	3

总分：＿＿＿＿＿＿＿＿

得分范围0～30分，若得分高于13分，有可能患有不同程度的产后抑郁，应该引起产妇的注意了！

伯恩斯抑郁症清单

美国心理治疗专家、宾夕法尼亚大学的伯恩斯博士设计。

这个自我诊断表可以帮你迅速诊断出自己是否产生抑郁症。

序号	你的情绪	没有	轻度	中度	严重
1	你一直感到伤心或悲哀	0	1	2	3
2	你感到前景渺茫	0	1	2	3
3	你觉得自己没有价值或自以为是一个失败者	0	1	2	3
4	你觉得力不从心或自叹比不上人家	0	1	2	3
5	你对任何事都自责	0	1	2	3
6	你在做决定时犹豫不决	0	1	2	3
7	这一段时间你一直处于愤怒和不满状态	0	1	2	3
8	你对事业、家庭、爱好或朋友丧失了兴趣	0	1	2	3
9	你感到一蹶不振，做事情毫无动力	0	1	2	3
10	你以为自己已经衰老或失去魅力	0	1	2	3
11	你感到食欲减退，或情不自禁暴饮暴食	0	1	2	3
12	你有失眠症或整天体力不支，昏昏欲睡	0	1	2	3
13	你丧失了对性的兴趣	0	1	2	3
14	你经常担心自己的健康	0	1	2	3
15	你认为生存没有价值，或生不如死	0	1	2	3

总分：＿＿＿＿＿＿＿＿

抑郁程度评价：

0~4分　　没有抑郁情绪

5~10分　　偶尔有抑郁情绪

11~20分　　轻度抑郁症

21~30分　　中度抑郁症

31~45分　　严重抑郁症并需要立即治疗

产后妈妈养心宝典

贝克抑郁测试

抑郁障碍的心理治疗主要以认知治疗为主。美国临床心理学家贝克于20世纪60年代提出了抑郁障碍的认知模式。他制定的抑郁测试，成为世界范围内最重要的抑郁测量工具。

贝克抑郁测试

序号	分数等级	情绪
1	0	我不感到悲伤
	1	我感到悲伤
	2	我整天感到悲伤
	3	我太悲伤了，我支持不下去了
2	0	我对未来没有丧失勇气
	1	我对未来感到泄气
	2	我感到茫然无助，没有东西要去企盼
	3	我感到未来没有希望而且情况不可能好转
3	0	我不感到自己像一个失败者
	1	感到与普通人相比，我更容易失败
	2	回顾我的一生，我看到的是一系列的失败
	3	我没法作为一个人，自己是一个彻底的失败主义者
4	0	我对于自己熟悉的事物感到心满意足
	1	我不能像往常那样享受生活乐趣
	2	对于任何事物我再也不会感到真正的满意
	3	我对于一切事物都不满意，都觉得讨厌、索然无味
5	0	我不感到内疚
	1	在相当长的一段时间内我感到内疚
	2	在大多数时间内我感到内疚
	3	我自始至终感到内疚

序号	分数等级	情绪
6	0	我不感到自己正在受到惩罚
	1	我感到自己会受到惩罚
	2	我等待着受到惩罚
	3	我感到自己正在受到惩罚
7	0	我对自己不感到失望
	1	我对自己感到失望
	2	我讨厌自己
	3	我恨自己
8	0	我不觉得自己比别人糟糕
	1	我因自己的弱点或错误而批评自己
	2	我因自己的过错始终谴责自己
	3	我把发生的一切坏事都推到自己的头上，谴责自己
9	0	我没有任何轻生的念头
	1	我有轻生的念头但不会付之于行动
	2	我老想着自杀
	3	一旦有机会我就想自杀
10	0	我哭的次数并不多于往常
	1	我比以前哭的次数更多
	2	现在我总是在哭泣
	3	我对哭已经习以为常，但是现在想哭也哭不出来
11	0	我没有感到比以往更不耐烦
	1	我感到比以往有了点儿不耐烦
	2	我在大量的时间里感到很不耐烦或很烦恼
	3	我始终感到不耐烦
12	0	我对他人没有丧失兴趣
	1	同以往相比，我对他人已经不太感兴趣了
	2	我对他人已经丧失了绝大多数兴趣
	3	我对他人丧失了任何兴趣

序号	分数等级	情绪
13	0	我像以前一样处事果断坚决
	1	我做出决定不如以前果断
	2	同以前相比，我在决策时遇到更大的困难
	3	我没法做出决策
14	0	同以往相比，我觉得现在更难看（或更老）
	1	我担心自己正在变老变丑，丧失迷人的风采
	2	我感觉自己的外貌发生了不可逆的变化
	3	我相信自己长得像个丑八怪
15	0	我能够像以前那样工作
	1	我要付出额外的努力才能着手某件事情
	2	我得强迫自己勉强地去做每一件事情
	3	我什么事也干不了
16	0	我能像平常一样睡得安稳
	1	我不能像以前睡得那样安稳
	2	我比平常提早1~2个小时醒来，而且很难再次入睡
	3	我比平时提早几个小时醒来，而且没法再次入睡
17	0	同平时一样我并不感到太疲劳
	1	同以前相比，我更容易疲劳
	2	我几乎做什么事情都感到疲劳
	3	我累得什么事也干不了
18	0	我的食欲同往常一样好
	1	我的食欲不如以往了
	2	我的食欲现在更糟了
	3	我没有任何食欲
19	0	最近我的体重减得并不多
	1	我的体重减少了5千克左右
	2	我的体重减少了10千克左右
	3	我的体重减少了15千克左右

序号	分数等级	情绪
20	0	我不比平常更担心自己的身体
	1	我担心自己身体上的毛病
	2	我很担心自己的身体，几乎无心顾及其他事情
	3	我只担心自己的身体，根本不管别的事情
21	0	最近我感觉不到对性的兴趣有什么变化
	1	我对性的兴趣已经不如从前了
	2	现在我对性已经不太有兴趣了
	3	我已经完全丧失了对性的兴趣

抑郁程度评价：

得分　　　　抑郁程度

1~10分　　　这些现象是正常的

11~16分　　轻度心理失常

17~20分　　临床抑郁

21~30分　　中度抑郁

31~40分　　严重抑郁

40分以上　　极端抑郁

 产后自我提问表

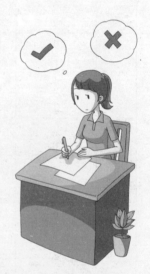

英国学者艾金巴拉制成自己提问式的"产后抑郁自我提问表"。产后七天后可自己填写。

艾金巴拉产后抑郁症状提问表

产后第　　日

关于你今天的状态，符合者画圈。在两项以上符合者，在编号大的一项上画圈。

序号	情绪
A	0. 情绪不郁闷 1. 情绪有点郁闷 2. 情绪郁闷 3. 情绪非常郁闷
B	0. 不想哭 1. 想哭，实际上没哭 2. 轻轻地哭了 3. 哭了几分钟 4. 哭了半小时以上
C	0. 没有焦虑和担心的事 1. 时常焦虑 2. 非常焦虑、不安 3. 因为焦虑待不住
D	0. 心情轻松 1. 有点紧张 2. 非常紧张
E	0. 情绪安定 1. 有点不安定 2. 非常不安定，不知道该怎么办
F	0. 不累 1. 有点没精神 2. 一整天疲倦
G	0. 昨晚没做梦 1. 昨晚做梦了 2. 昨晚因做梦醒了
H	0. 食欲与平时一样 1. 食欲不如平时 2. 一整天无食欲
I	0. 不头痛 1. 头痛
J	0. 不心烦 1. 心烦

序号	情绪
K	0.思绪容易集中 1.思绪不容易集中
L	0.不容易丢东西 1.容易丢东西
M	0.知道怎样办 1.不知道怎样办
	按每项内容前面的分值计分。得分9分以上，就可能患上产后抑郁症了。
	昨天的分数（　）比较_____；与近日最好得分（最低分）比较_____

　　总分8分以上可以认为是产后抑郁，9分以上要引起高度重视，可能是产后抑郁症。

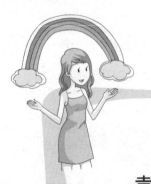

第四章
戴上光明的眼镜看世界
——用理性认知克服产后抑郁

　　法国大思想家笛卡儿曾经说过："人们常常认为被某件事情伤害了，其实这种伤害大多起源于你自己对这件事的看法。"这句话说得真好，几百年来，被各国的人们所喜爱。

　　如果我们留心观察身边的人，不难发现，无论是为人处世还是工作学习，有些人总能从积极的、有利的角度去看待事物，而另一些人则总是从消极的、不利的一面去考虑。往往面对同一件事，两类人的态度也大相径庭。从心理学的角度来看，这是理性认知和非理性认知的区别。

　　对于产后抑郁的妈妈们，这个道理同样适用。瑞士心理学家曾经对女性为何患抑郁症的危险更大做过研究，结果发现，这一性别差异的主要原因是由于男女对问题的认知方式不同所致，女性不仅具有自损的思维方式，而且她们解决问题的办法也往往并不仅仅在于摆脱困境，还在于喜欢纠缠于问题本身。

因此，认知行为学派的心理学家认为，只有会识别那些操控我们情绪的非理性想法，并把它们调整为更有益、更健康的思维方式，才能药到病除地医治我们的"心病"，才能构筑起足够坚实的城墙以抵御抑郁的再次"来袭"。

本来历尽艰辛，生下了可爱的宝宝，给生活增添的应该是欢乐。可是弄不好却有产后抑郁等着我们。如果想预防产后抑郁，或者想改变已经发生在我们身上的产后抑郁，尽快让自己回到本该快乐的生活中来，就要从学会理性认知，用正确的思维看待事物开始！

智慧小贴士

思维是灵魂的自我对话。

——柏拉图

没有认知就没有情绪

认知——情绪的产生历程

在自己的怀里，宝宝就是不肯吃奶，不断地大哭，你很困惑到底为什么宝宝不高兴，因为不知道哪里出了问题而手足无措。看着宝宝在闹在哭，你心里不禁想着：为什么要生孩子？难道就是为了折磨自己吗？继而猛然发现这种想法对于一个母亲来说是多么不合适，母亲不就是该不断地奉献自己而毫无怨言吗？自己难道没有做母亲的资格吗？这一瞬间，你觉得自己是世界上最差劲的妈妈。

丈夫下班回到家，第一时间便冲到宝宝的身边，看着宝宝自言自语地问这问那，却一句都没有问到自己什么，你心里顿时觉得有点委屈：怎么有了宝宝之后，丈夫的眼里就没了自己？也许今天你在商场看到了漂亮的衣服，却没有勇气试穿。产后的身材让你觉得大不如前，联想到丈夫对自己关注的

产后妈妈养心宝典

减少，你想着，他是不是觉得我不再有魅力了？

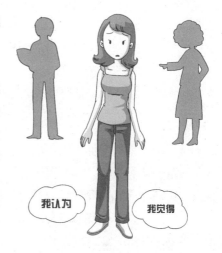

我认为　　我觉得

在照顾宝宝的时候，婆婆有时会和你持不同意见。当她告诉你怎么给孩子吃东西时，你觉得她说的都是老一套了；当她在你喂了宝宝之后就把宝宝抱走，说让你"休息休息"时，其实你觉得自己根本不累啊，为什么不让我和孩子多待一会儿？于是你不由得烦躁起来，怎么婆婆总是管这管那的！

这些都是情绪吗？不是，这些只是叫做"想法"。因为这三种情况都是建立在你的主观判断的基础上，你的这些想法前面都是可以加上"我觉得"、"我认为"这样的短语的。更进一步说，这些只是你的主观想法，并不一定是客观事实。事实上你并不是个差劲的妈妈，每个妈妈都曾遇到过你所面临的困难，并不是所有人都能完美地解决所有的问题，你已经尽力而为了；事实上你的丈夫并没有觉得你的魅力减少了，相反，他感谢你带来了这么可爱的宝宝，他只是忙于迎接新的生命而无暇顾及你的想法，他只是怕打扰到疲惫的你，让你好好休息；事实上，你的婆婆想尽自己所能多帮助你，她怕你在月子中太过操累，怕孩子影响到你的正常休息。

在"我认为"的基础上，你会发现：

"我不能让孩子安然入睡，我感到很难过，对自己很失望。"

"丈夫忽视我，我感到悲伤，感觉很自卑。"

"婆婆干涉我，我感到很愤怒、很难过。"

失望、自卑、难过，这才是情绪。

对于认知——情绪产生的这个历程，美国心理学家艾利斯这样认为，人的情绪行为障碍，不是由某一诱发事件引起的，而是由当事人对这个事件的错误认知引起的错误信念，导致在特定情景下产生的。这就是后来风靡世界、至今不衰的ABC理论。

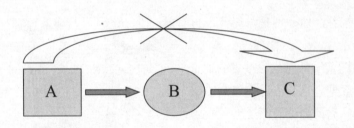

A是指某种诱发性事件；

B是个体对A的认知和评价，是C的直接原因；

C指B引发的情绪障碍、行为障碍，称为结果C。

可见，C并不是A的直接结果，其中有中介因素B，即个体的认知过程。在A（事件）引起C（后果）的过程中，中介了一个关键因素B。

上述例子中，婆婆把孩子抱走是"A"；你对婆婆这一行为的认识或想法是"B"，这个例子中至少可以有两种不同的认知或想法，一种是"婆婆干涉我"，另一种是"婆婆在替我分担劳累"。如果是第一种想法，你会感到愤怒、难过，这是"C"，假设是第二种想法，你会感激、高兴，这也是"C"。这个关系可以用一个表格来表示。

A	B	C
婆婆把孩子抱走	消极想法：婆婆干涉我，不信任我	消极情绪：愤怒、生气
	积极想法：婆婆在帮我，她心疼我	积极情绪：感激、高兴

✿ 合理认知和不合理认知

艾利斯认为，人既是理性的，同时又是非理性的。人的心理障碍或情绪与行为问题的困扰，多是由于不合乎理性的思考所致。这些不合乎理性的思考就是"非理性信念"，也就是错误的思维方式。这种性质属于病理性构念或歪曲的认知，造成不良情绪反应。因此，B可以分为两种：合理认知和不合理认知。

如果人们能够学会利用理性认知，减少非理性认知，那么，大部分情绪或心理困扰就可以解除。所以，应该帮助患者以合理的思维方式代替不合理的思维方式，对其行为进行解析，使其情绪性反应合理化，通过减少不合理的信念达到减轻患者的苦恼和忧郁的目的。有一个传统的民间故事，能够很好地说明情绪ABC理论。

【民间小故事】

两个秀才一起赴京赶考，路上遇到了一支出殡的队伍，看到了一口黑糊糊的棺材。其中一个秀才心里"咯噔"一下，凉了半截，心想：完了，出门遇丧事，真倒霉。于是心情一落千丈，那个"黑糊糊"的阴影一直挥之不去，结果，文思枯竭，名落孙山。

另一个秀才看到那个"黑糊糊"的东西时，心里也"咯噔"了一下。但他转念一想：棺材，官——财——噢，那不是有"官"也有"财"嘛，好兆头啊！于是情绪高涨，走进考场，文思泉涌，果然一举高中。

回到家里，两人都对家人说：那"棺材"真是好灵验！

第一个秀才在考场上文思枯竭是因为情绪不好，而情绪不好是因为他碰见棺材后认为是"触了霉头"；而另一个秀才在考场上文思泉涌是因为情绪兴奋，而情绪兴奋是因为他碰见棺材后认为是"好兆头"。

看完这个故事，你会不会有一种恍然大悟的感觉？如果你对事情的认知是积极的，那么你的情绪就会是积极的；相反，你的认知是消极的，那么你的情绪就会是消极的。

很明显，一些人们认为的人的情绪和行为反应是直接由诱发性事件A引起的，即A引起了C的观点是不对的。这种错误在于忽略了B，即认知或想法。

因此，我们想要控制抑郁，必须首先从认知或想法入手。

认知在情绪产生中的重要作用，我们还是先听一位得过产后抑郁的姐妹的深切体会吧。

一个"过来人"的心里话

一位曾经患过产后抑郁的姐妹，现在恢复了心理健康，找回了本该属于自己和宝宝的欢乐和幸福。她写的一封信，对正在受产后抑郁折磨的年轻妈妈或许会有帮助。信中是这样写的：

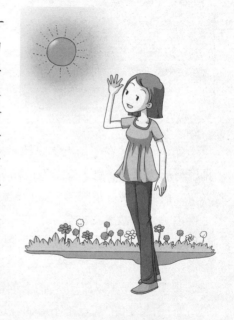

与正在经受产后抑郁困扰的妈妈们一样，一年多以前，我也经历了产后抑郁的干扰。那是一段充满阴霾的日子，至今想起来仍然心有余悸。那时候，我的心情变得越来越糟，常常是夜深人静，我却无论如何也不能入睡，脑海中像演悲情电影一样，难过的事情一桩接着一桩地上演。早上起来头昏脑胀，心情非常糟糕，世界似乎也变了颜色，原来的蓝天白云，现在只剩下灰蒙蒙的一片。我没有胃口，所有的美味佳肴在我这里都失去了味道，体力日趋衰弱，更没有心思照顾孩子，有时看着孩子很烦，甚至充满怨气，觉得自己的倒霉运都是孩子带来的。

看见别人高兴我也生气，觉得他们不懂我，不关心我，只有我一个人在受苦。每当看到丈夫和婆婆围着孩子转个不停，而对我只是应付似的假装关心一下就了事时，一种无名的委屈便油然而生。

我那时候觉得生活一点意义都没有，感到自己如同行尸走肉一样。我经常自己无法控制地大发雷霆，把家人搞得无所适从。之后我又会非常自责，甚至自卑，我觉得自己的存在只是给别人增加烦恼，我也没有资格做妈妈。就这样，情绪时而激怒、时而低沉，内心充满矛盾和沮丧。我不知道为什么

产后妈妈养心宝典

老天爷要我过这种地狱般的生活，为什么让我这么痛苦地活着。我也曾轻生过，认为只有一死才能把自己从这种无尽的痛苦中彻底解脱出来。

后来，家人带我去看了心理医生，经过一段时间的心理治疗，我渐渐地感到生活又有了希望，情绪也不那么抑郁了。现在，我已经彻底摆脱了抑郁的困扰，走出了人生的低谷。在此，我很愿意把我的体会与产后抑郁的妈妈们分享，从中汲取经验和教训，以便尽快走出抑郁，走向新生活。那么，到底是什么使我陷入了抑郁情绪而不能自拔？我的答案是：那就是对待世界，以及对人和对事的态度！

快乐的人的心像天使、像太阳；抑郁的人的心像魔鬼、像黑夜。为什么会这样？因为抑郁的人不能够用变化的眼光看世界，他们往往只从某一负面的角度并绝对化地看问题，而事物本身是发展的变化的，任何事物都有两个方面。所谓"祸兮福所倚，福兮祸所伏"。这样，抑郁的人实际上是用一种歪曲的观点看世界、看问题，同时还固执地把偏见当做真实。

现在想来，改变抑郁困境的一条重要出路就是改变我们所固有的思维模式，确切地说是回到合理的思维模式。

现在每当情绪困扰时，我都会冷静地思考之所以困扰的原因，同时不断地提醒自己，凡事都有两个方面，没有什么事情是绝对的，事物都在变化。这一年多和抑郁做斗争的经验告诉我：对待事物的态度和分析问题的角度可以强有力地影响身心健康，尤其会影响情绪状态……

希望这段自述能够对那些正在被产后抑郁困扰的妈妈们有所帮助。原来对于很多产后抑郁的妈妈们来说，产后生活之所以充满烦恼、焦虑、伤心等负性情绪，一个非常重要的原因是：在分析和看待问题时，头脑中存在着不合理的、非理性的认知，而这些非理性的认知往往是自己所意识不到的。

不合理认知是产后抑郁的重要根源，这种因果联系我们称之为"核心关系主题"。一个具有不合理信念的人，无论遇到什么事情，可能都会产生消极判断，于是，在生活和工作中不断给自己找"心病"。尽管不合理信念的具体表现千姿百态，作为核心性的不合理信念，只是为数不多的几个简短的陈述句。例如，一个人有强烈的自卑感，她的自我对话可能都体现着与自卑有关的主题，她无论遇到什么事情，具体判断和自我对话就是重复"因为我们家是农村的，所以公婆看不起来侍候月子的妈妈。我真是太痛苦了"，"我必须争口气，把孩子养得又白又胖，绝对不能被人看不起"，"本来单位的人就看不起我，我生完孩子必须赶快上班，超过其他人，否则我会成为一个没有价值的人"。这个核心关系主题作为这位年轻朋友解释产后各种关系的先决性假设。

要想轻松愉悦地度过产后生活，就得学会理性思维，并能清晰地辨认那些导致抑郁、焦虑等情绪的罪魁祸首——非理性想法。

认识非理性认知

美国临床心理学家贝克于20世纪60年代提出了情绪障碍的认知模式。他认为，抑郁患者早年形成的潜意识内，使他们倾向于过多地消极评价和解释事件的方式，构成了抑郁的易患倾向，这在抑郁障碍的发生和发展中起着决定性作用。这个认知模式就是非理性认知方式。

非理性认知方式是对某一事物或某一情境产生快速而自发的解释，同时伴有情绪反应的习惯化思维。这些非理性的习惯化导致认知曲解和思维错误，并导致非理性的、夸大的情绪反应。

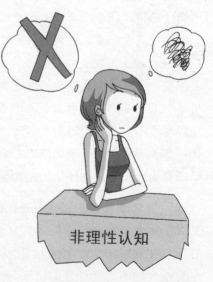

非理性认知

因此，可以说，非理性认知方式，就是习惯化的以负性思维或不合逻辑的观念看待人或事物。

非理性认知方式的主要表现

心理学大师艾利斯曾经总结出11种主要的非理性认知方式。他认为这是具有普遍意义的，通常会导致各种各样的情绪症状。

产后妈妈养心宝典

✒ **特点之一** 在自己的生活环境中，每个人都绝对需要得到其他重要人物的喜爱与赞扬。和自己接触的人必须都喜欢和赞许自己；如果不是这样，那就糟糕透顶，不能忍受。

艾利斯不反对人需要别人的称赞与喜爱，而且认为能够得到生活中重要人物的喜爱与称赞是一件好事。但他认为，如果把这当做绝对需要的话，就是一个不合理的信念了。因为它是不可能实现的。结果只能令自己感到失望、受挫、沮丧。

✒ **特点之二** 一个人必须能力十足，在各方面至少在某些方面有才能、有成就，这样才有价值。

艾利斯认为，一个有理性的人，凡事当尽力而为，但不要过分计较成绩，非要样样拔尖。如果要求自己十全十美，或过分要求自己在某一方面有成就，为自己制订不能达到的目标，只能让自己永远当个失败者，在自己导演的悲剧中徒自悲伤。

✒ **特点之三** 人们必须公正而周全地做事，否则他就是一个邪恶的人，必须受到严厉的谴责和处罚。

艾利斯认为，每个人都会犯错误，责备与惩罚不但于事无补，而且会使事情更糟。所以即使别人犯错，也要接纳、帮助他，使之不再犯错误，而不能因此否定他的价值，对人家采取极端的排斥与歧视态度。

✒ **特点之四** 事不如意是糟糕可怕的灾难。

艾利斯认为，一个有理性的人应该正视不如意的事，寻求改善的方法。即使无力改变，也要善于从困境中学习。

✒ **特点之五** 人的不幸绝对是外界造成的，人无法控制自己的悲观、忧愁和不安。

艾利斯认为，有些时候倒是我们自己对这些事物的信念与态度让我们自己受到了伤害。所以，我们尝试改变自己有关的非理性思维内容，就可以有效地改变自己的情绪状态。

✒ **特点之六** 对可能（或不一定）发生的危险与可怕的事情，应该牢牢记在心里，随时顾虑到它的发生。

艾利斯认为，居安思危不失为明智之举。但过分忧虑，反而会扰乱一个人的正常生活，使生活变得沉重而缺乏生气，甚至惶惶不可终日。

特点之七　逃避现实比直面生活中的困难和承担生活中的责任更加容易一些。

艾利斯认为，逃避困难与责任，固然可以得到暂时的解脱，但问题并没有解决，而且会因为贻误时机而使问题变得越来越难以解决。所以，理性的人会通过行动增加自信，使生活过得更加充实。

特点之八　一个人应该依赖他人，而且依赖一个比自己更强的人。自己的生活能力不行，必须找一个比自己强的做后盾。

艾利斯认为，有时我们确实需要他人的帮助，此时如果为了证明自己的所谓价值而拒绝他人的帮助，不是明智之举。但这不是我们时时事事都依赖他人的理由。在生活中，任何人都是具有独特价值的个体。在大多数情况下，他需要独立面对生活中的种种问题。所以，独立自主能力的发展对一个人的成长至关重要。

特点之九　一个人过去的历史对现在的行为起决定作用，而且这种影响是永远不可改变的。我过去的经历是引起现在情绪和行为的主要原因。这些经历将永远影响我。

艾利斯认为，无可否认，过去的经验对人有一定的影响，有的影响还比较大，但这不是说它们就此决定了一个人的现在与未来。因为人是可以改变的，只要我们客观地分析研究过去对现在可能存在的限制，善于用自己的能力和机会，就可突破这种限制，使自己的现在与未来充满希望与生机。

特点之十　一个人应该关心别人的困难与情绪困扰，并为此感到不安和难过。因此其他人的不安和动荡也必然引起自己的不安和动荡。

艾利斯认为，关心别人是一种美德，但我们无须为别人的困难与不安感到难过，需要的倒是帮助他们面对自己的困难与情绪困扰，并早日走出阴影。

特点之十一　遇到的每个问题都应该有一个正确而完美的解决办法，如果找不到这种完美的解决办法，那是莫大的不幸，真是糟糕透顶。

艾利斯认为，世界上有些事情根本就没有答案，凡事都要追求完美的解决方式是不可能的，完美主义只能使自己自寻烦恼。

年轻的朋友们，如果你的生活中经常出现以下三种想法和思维习惯，就应该认真地监测自己的想法了。因为这三种典型的非理性想法就像寄生在身上的细菌一般，无时无刻不在烦扰着你的情绪，侵蚀着你的生活。正是由于它们的存在，让原本阳光明媚的心情变得充满阴霾，让原本多彩的生活变得苦涩难熬。

产后抑郁非理性认知方式的三大特点

特点之一　无厘头的绝对化

仔细回想，是否在你以往或者最近的意识和想法里经常出现"必须、一定、应该"等类似的字眼？比如，"我的宝宝必须按照书上说的方法照看"，"我一定不能因为孩子而影响自己的身材"，"我必须在生孩子和工作两方面都非常出色、非常成功"，"我生了宝宝，我付出了很大的代价，我的婆婆和丈夫必须更好地对待我"，"我的生活不应该是这样的"，"我不想要的东西绝对不应该存在"等。

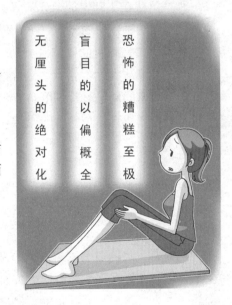

无厘头的绝对化　盲目的以偏概全　恐怖的糟糕至极

也许这些"必须"的字眼并没有直接出现在你的言语里，但是它们可能已经潜伏在了你的意识里，进而使你提出了很多与现实不相符的、过于绝对化的要求。对自己提出的那些绝对化的要求，就像是束缚在你身上的枷锁，让你的精神和心灵难以放松下来。当你用这些绝对化的、必须的标准来衡量自己的各种行为时，自然会经常产生挫败感、失落感，进而是驱之不散的焦虑和沮丧等情绪。因为从现实的角度来说，每个人都不可能完全实现"理想我的状态"，而只能是无限接近。这个理想状态就像那个永远无法到达的地平线一样，我们只能耐心地去追逐而已。

这些对自己以及对别人的苛刻的"必须"，不仅会严重影响自己的情绪，同时也会影响自己与周围人之间的关系。这些像寄生虫一般的"必须"、"应该"也在逐渐地危及着你身边的人，尤其是你的家人。也许你并不知道从何时开始，这些"必须"和"应该"已经使你和家人之间的关系发生了微妙的变化。正如我们在许多案例中所看到的那样，很多产后抑郁的妈妈们都存在与家人关系紧张的问题。

其实，你内心深处是多么想缓和这种紧张的状态，多么想获得家人的关心和支持！但是许多产后妈妈的生活状态以及人际关系最终没有什么改观，根本原因在于没有找到问题的症结——总是把那些苛刻的"必须"和"应该"强加给你的亲人和朋友。

那些潜伏在头脑中的该死的"必须"和"应该"，导致产后生活蒙上一片灰色。在这种色彩的笼罩之下，你怎么能高兴起来呢？

✎ 特点之二　盲目的以偏概全

你的生活中是否经常存在这样的情况：由于某件事情没有做好，面对失败或者不如意的结果时，过度自责、否定自己。比如，"宝宝总是哭闹，我又哄不好他，我真是个差劲的妈妈、不称职的妈妈"，"生活工作都是一团糟，看来这个孩子真不该要"。以上这些想法是典型的以偏概全的非理性想法。

这种以偏概全、贴标签式的思维方式，不仅不利于问题解决，反而会失去解决问题的热情和积极性，甚至会让产后妈妈自暴自弃，并感到郁闷和焦躁。

同时，一旦养成了以偏概全的贴标签式的思维习惯，对他人也容易产生不合理的评价，甚至严厉地责备他人或者对他人产生敌意和愤怒等情绪。例如，"为了孩子，最近我每天日夜颠倒地生活，这么辛苦，丈夫只知道忙他自己的事情，对我不闻不问，他根本就是一个不合格的丈夫，我真是瞎了眼。"于是开始向丈夫发牢骚抱怨，甚至大吵大闹。

如果能给自己几分钟的时间，静下心来思考，就会发现这些想法是多么的不合逻辑。世界上万事万物都是五光十色的，怎能只用非黑即白来看待？

特点之三　恐怖的"糟糕至极"

当遇到稍微棘手一点的问题时，你是否会产生"这件事情糟透了，可怕极了，简直是一场灾难"等诸如此类的想法。比如在产后生活中，你每天日夜颠倒地照顾孩子，孩子却仍然哭闹个不停；给孩子喂奶这种本来很简单的事情，你也觉得很难应对；婆婆在一旁唠叨不停；工作也因为心情不好而效率降低。面对这些问题时，你是否会认为自己的日子糟糕至极，并从此对生活产生恐惧感，对自己的人生意义也开始质疑，甚至对这个世界也开始生厌呢？

实际上，不愉快的事情每天都在世界的不同角落、不同人身上发生着。很多事情，当时感觉非常难过、棘手，等以后回过头来看，其实没有哪件事情是过不去的。

现在，请你回过头来思考一下你目前所面临的一些糟糕事情。照顾不好孩子会烦躁，面临工作没有成效会沮丧，缺少爱人的关心会痛苦。这些都是人类应该有的正常反应。但这些问题不是"糟糕透顶"，而是有着很大的变化空间，经过努力，有些是完全可以克服的。

温馨小贴士

人在身处逆境时，适应环境的能力实在惊人。人可以忍受不幸，也可以战胜不幸，因为人有着惊人的潜力，只要立志发挥它，就一定能渡过难关。

——卡内基

一个人能否生活得快乐，最重要的是面对问题时的认识方式，以及面对挫折时的淡定和勇气。可以选择放大各种痛苦，也可以选择小觑种种不快；你可以选择勇敢地去面对，也可以选择畏首畏尾地退缩。朋友，"糟糕透顶"是不是错了呢？有几句话说得非常好：要用平静的心态接受你所不能够改变的；要用勇敢的行动改变你所能够改变的；要用智慧去分辨哪些是你不能够改变的，哪些是你能够改变的。

非理性认知方式对产妇的心理影响

影响之一 产生自卑心理和悲观情绪

宝宝出生后，她一直奶水不足，但周围的几位产妇都有充足的奶水喂宝宝。她心里开始自怨自艾：我连奶水都不如别人，家庭经济本来就很紧张，现在还得多出一份牛奶钱。于是，开始整日哀叹自己命不好，什么事情都不如别人。原本就不自信的她，更增加了几分自卑和悲观情绪。

影响之二 产生猜疑、嫉妒心理

有这种问题的产妇似乎有一种惊人的洞察力，习惯用负面的眼光看周围的人和事，同时心眼儿比较小。她不能容忍丈夫和婆婆低声交谈，她认为那是婆婆在给丈夫出坏主意；她也不能允许丈夫低声打电话，她觉得那一定是说什么怕她听见。休产假时，她又担心某某同事会乘虚而入，博得领导的青睐等。因为心思太重，她每天都很紧张，无法放松，猜疑和嫉妒在不停地折磨着她。

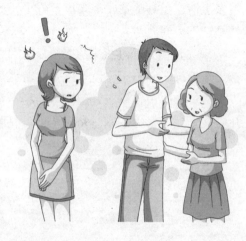

影响之三 产生冷漠和贬抑积极心理

这是一种颠倒的炼金术——不断把金黄色的欢乐转化成铅灰色的多愁善感和冷漠。为此而付出的代价是经常性地与痛苦相伴，对生活中的美好失去了感受力。同事好心好意去探望她，被她理解成别有用心地想看她笑话，于是，她以冷漠作为回应；婆婆放下自己的家务去帮她，她却认为那是因为婆婆不信任她。

影响之四 产生过分自责心理和自我诅咒

自我诅咒者由于偶然的失误而没完没了地谴责自己，使自己陷入痛苦中不能自拔。她总是用一个理想的标准要求自己和孩子，当发现自己和孩子的表现与理想之间的差距，就开始责备自己，认为自己不合格。她不能允许自己做错一点点事情，每当这时就开始没完没了地责备自己，甚至诅咒自己。

 影响之五 产生对周围的敌视心理和责备他人

对丈夫家人和朋友百般挑剔，动辄为一点小事就没完没了地责备别人，习惯性地把别人的"不小心"做错事看做是"故意"的，把别人的"偶尔失误"看做是"居心叵测"。特别善于把简单问题复杂化，也很"擅长"把好事变成坏事。

享受产后快乐的理性认知的五个着力点

用理性认知战胜非理性认知，驱散产后抑郁，享受产后快乐，是要有着力点的，即通过哪些基本原则发挥作用。

 第一着力点 学会正确认识自己

在生活中，一个人为了适应外部环境的变化，而不断地积累知识和经验，在内心世界形成了一个经验系统，影响他对外部环境的认知，影响他对事物的态度、决策和行为。产后抑郁患者的早期经验往往存在某些缺陷，产后遇到事情时，这些有缺陷的经验被启动，产生负性的自动想法而出现一系列抑郁症状。

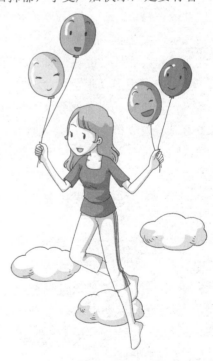

第一个着力点就是要用理性认知修补、校正早期经验，使自己能够正确认识自己的内部世界和外部世界，侧重正确认识与评估自己的内部世界。

让我们换个角度看世界、看自己，请勿再强调和放大我们自身的弱点，学会用积极的、正面的想法来肯定自己、接受自己，并且学着享受成为自己，最终成就自己。

第二着力点　纠正错误的想法和做法

有些产妇很固执地认为自己的大部分想法和做法都是正确合理的。即使有时候明显地是错了，她下次仍然会坚持之前的错误想法。例如因为某事冤枉了别人，尽管事后她发现是冤枉了别人，当下次再发生类似事情的时候，她仍然坚持之前的错误看法和做法。这类问题通常的表现是：第一，不愿意承认错误；第二，不愿意改正错误。有些人是能够认识和承认错误，但是不能够改正错误。

第二着力点就是要学会用理性认知纠正错误的想法，学会合理评判自己的想法和做法是否正确合理，以期正确合理地处理事情。

第三着力点　学会面对现实

产后抑郁的一大部分原因与不敢面对现实有关。有些人因为在现实生活中遭受了失败和挫折，以后就会有意无意地逃避现实，沉溺于过去痛苦的冥想或坠入对未来美好的幻想，在回忆和想象中打发生活，而不能够脚踏实地地面对生活。久而久之，对回忆和想象形成依赖而更加脱离现实。

第三着力点就是要用理性认知帮助产后抑郁的朋友面对现实，提高应对现实的能力。

第四着力点　学会理解他人

每个人因为自己的性格特点、成长背景以及世界观、人生观等的不同，看问题的角度以及处理问题的方式都会有所不同。学会换位思考，设身处地站在别人的立场去看问题，就能够更多更好地理解别人。理解别人同时也是帮助自己。当你能够用理解的眼光去看待别人的时候，你收获的将是来自别人的理解和接纳。

第四着力点就是要用理性认知帮助产后抑郁的朋友以理解包容的心去对待他人，以此修复并建立良好的人际关系。

✎ **第五着力点**　构建合理的行为模式

产后抑郁的朋友，往往会在不合理认识的基础上同时伴有情绪和行为方面的问题，行为方面的不合理模式又会反作用于认识和情绪困扰，最终形成一个不良循环的怪圈。例如，回避社会交往的行为会导致情绪体验更加冷漠，进而更加强化"这个世界没意思"的认识。

第五着力点就是要用理性认知建立一种新的、合理有效的行为模式，这是打破认识—情绪—行为不良循环怪圈的一种有效方法。

列表找到自己非理性思维的具体想法

一旦意识到自己的非理性思维习惯，就要认真对待它，努力克服它。这里，一个最简单的办法，就是列表识别自己的每一个想法是不是非理性的，然后将这些非理性的具体问题再放到理性思维表中去对照，以发现问题的症结。

✎ **非理性思维方式1**　非此即彼式思维（要么全有，要么全无）

这种思维方式倾向于把事情看做要么"必定会发生"，要么"必定不会发生"，常用"必须"或"应该"的字眼："我必须"，"你必须"，"周围环境必须"。有这种思维特点的朋友比较习惯于将世界、将人们、将事物看做是非黑即白、非好即坏，在他们的认知中很少有什么中间状态。事实上，大部分事情是处在中间状态的，即使是处在两极的事物也会发生变化。

✎ **非理性思维方式2**　"贴标签"式思维（过分概括化）

这种思维方式倾向于对事物以偏概全，过度推论。往往会把一点小事无限放大。例如，小李本来和婆婆的关系一直还可以，有一次，婆婆在逗宝宝的时候说，"宝宝打妈妈，看看谁更厉害"。婆婆这本来是一句玩笑，没想到小李就从婆婆的话中听出许多话来，她认为婆婆打心眼儿里对她有看法，借着宝宝说出了她自己对小李的不满和怨恨。于是，小李从此以后就对婆婆心怀戒备，再也无法亲近，一道心灵的鸿沟从此竖在了她和婆婆之间。过分概括化是一种思维习惯，当事人往往是意识不到的。事实上，过分概况化是把自己的某些认识通过某些事情投射到了别人身上，而又把自己的认识当做是别人的认识。

非理性思维方式3　黑暗式思维（仅关注消极面）

这种思维方式倾向于把世界看做是黑暗的，对人对事也都习惯于关注其消极方面。就好像杯子里有半杯水，积极思维者告诉自己：我多么幸运，已经拥有了半杯水，再努力一把也许就是一杯水了；消极思维者告诉自己：我怎么这么倒霉，努力了这么久还差半杯水，不知道什么时候才是个头儿。积极思维者善于从失败中看到希望，消极思维者善于从成功中看到无望。事实上，任何事情都有两个方面，关注积极的方面，事情就有可能朝向积极的方面转化；反之，关注消极的方面，事情也将可能朝消极的方面转化。

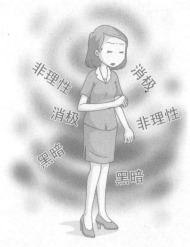

非理性思维方式4　消极蔓延式思维

这种思维方式倾向于以一件不顺心或不顺利的事情为基础，预测以后诸事不顺利，很有点宿命论的味道。但是，这种宿命论又只关注消极面，对积极的方面很少做蔓延式推论。有一个寓言故事叫做"老头子做事总不会错"，大意是：老头子去集市上用自家的一匹马换成了一头牛，又用牛换成了一只羊，又用羊换成了一只鹅，又用鹅换成了一只鸡，最后用鸡换回了一堆烂苹果，他回家后告诉老太婆这每一次交换的过程，老太婆都替他摆出一大堆理由支持他，并且由衷地夸奖老头子真是太聪明了……这是一种典型的积极蔓延式思维。如果把这个故事反过来写，那就是消极蔓延式思维了。我们不妨设想一下消极蔓延式思维也许是这样的：老头子去集市上用自家的一堆烂苹果换成了一只鸡，老太婆抱怨老头子太愚蠢了，并举出了用烂苹果换回鸡的诸多坏处，例如，人家怎么会那么傻呢？这只鸡肯定是有病的，不久也许就会死了……后来老头子又用鸡换回了鹅，之后又换成了一只羊……老太婆还是不停地抱怨老头子太愚蠢了，并举出了换回羊的诸多坏处，例如，等那鸡死了以后，人家会来找你麻烦的，那时候我们可能还得去打官司，到时候就什么都没有了……事实上，任何事情都是会发展变化的，我们对事情发展的预期应该同时包括积极和消极两个方面，只朝向一个方向做蔓延式推理不符合事物发展的客观规律。

📝 非理性思维方式5　正面折扣式思维（否定积极意义）

这种思维方式倾向于否定事物的积极意义。明明是好话，却一定从字里行间听出不好的意思来；明明是好事，却一定从蛛丝马迹看出不好的意义来。例如，小李坐月子的时候有同事来看望，谈话间同事顺口问了一句："怎么样，最近丈夫对你挺关心的吧？"小李从话中似乎听出：好像是说我的丈夫以前不关心我？于是，她回应："我丈夫从来都没有不关心过我啊！"同事走后，她想了很久，为什么这样问我？难道还有其他什么意思？一句闲聊中的话被小李越想越复杂……又一次，丈夫为了让小李的奶水更充足，同时也不会因为哺乳而亏空了身体，就去超市买回了很多补品，本来指望能让小李高兴，没想到，小李看到补品后却一脸的不快，她问丈夫："你把我当做奶牛了？什么补品？我才不吃呢！"这种对人对事的看法和处理方式，既伤人也伤己。不要把任何事情推向极端是合理的，但是，过度打折扣而否定所有事情的积极意义，就是非理性思维了。

📝 非理性思维方式6　乱猜疑式思维

这种思维方式倾向于无端猜疑，或者有点儿端倪就过分放大。这种思维方式的人往往不自信也不信任他人，缺乏安全感，习惯于用消极的眼光看世界。例如，小李的孩子出生后，给原本不富裕的小家庭带来很大的经济负担，丈夫在完成本职工作后又去做些副业，这样，回家的时间就没有规律，而且经常早出晚归。尽管丈夫一再对小李说明，可还是无济于事。小李开始怀疑丈夫有外遇，进而怀疑丈夫挣的钱也都给了别人等。结果导致夫妻间的争吵不断。终于有一天丈夫搬到单位去住了。

胡乱猜疑的人看似精明，其实是用这种思维方式在自己和周围人之间竖起了一道高墙。不信任别人意味着把本可能成为朋友的人推到了墙外，也就很难获得真朋友。对家人的无端猜疑是会伤害家人的感情的，一个原本呵护你的丈夫可能因为长时间处在不被信任和无端猜疑的状态中，而变得在生活和情感上都疏远你。

非理性思维方式7　小题大做式思维

这种思维方式倾向于夸大事情的重要性或危险性，以至于自己总是处在惶恐之中。看见自己的宝宝比别的宝宝头大，就怀疑是否得了脑积水；宝宝喝奶呛了咳嗽，就怀疑宝宝是否食道狭窄；听说给宝宝补钙很重要，就一天都不能漏掉，生怕忘记补钙会产生不好的后果。

小题大做式思维会把自己搞得很累，不但使自己长期处于高度紧张状态，周围的人也不得不跟着紧张。久而久之，生活就变成了担惊受怕的战场，失眠、焦虑等症状就会接踵而来。

非理性思维方式8　赖人式思维（一切归咎于他人）

这种思维方式倾向于推卸本该自己承担的责任，总是喜欢责怪别人。例如，本来是自己没把事情处理好却怪别人没有及时提醒自己；休产假影响了晋级提升，就怪丈夫非这时要孩子；自己需要别人的帮助却又不告诉别人，还反过来说周围的人都不关心自己等。

赖人式思维方式会使周围的人总是处在被埋怨和被责怪当中，慢慢地，家人叹气，朋友远离，最终孤立了自己。

非理性思维方式9　垃圾筐式思维（"全都怪我"）

这种思维方式倾向于把一切过错都兜揽在自己头上，过度承担责任，这同样是非理性思维。例如，明明是丈夫做错了事情，却责怪自己为什么事先没想到而及时提醒他等。过度承担责任看起来是严于律己，宽以待人。但是，这样长期下去，就会惯坏了某些人，并不利于建立健康和谐的人际关系。

非理性思维方式10　听之任之式思维（只好听天由命）

这种思维方式倾向于对事情听之任之，有时会因此而坐失良机。例如，被诊断得了癌症，不去及时看医生，却认为这是命中注定的，看也没用，最终错过了治疗的机会。我国台湾女作家曹又方在被诊断为癌症晚期，同时被医生断定最多还能活六个月时，她没有听之任之，而是积极寻找治疗方案，最终活过了十多年。她用"淡定积极"四个字来描述当她得知自己罹患癌症以后的心态和行动，心态上淡定从容，行动上积极治疗。淡定积极是我们每个人应对挫折压力的法宝，无论什么事情，但凡能够被你遇到，它一定是发生了，不看淡又能怎么样？但是，看淡不等于消极，更不等于听之任之，而是在行动上要积极想办法应对。

非理性思维事项对应表

错误思维方式	你的表现1	你的表现2	你的表现3	你的表现n
1. 非此即彼式				
2. 贴标签式				
3. 黑暗式				
4. 消极蔓延式				
5. 正面折扣式				
6. 乱猜疑式				
7. 小题大做式				
8. 赖人式				
9. 垃圾筐式				
10. 听之任之式				

 用新思维列表改变你的非理性思维事项

✳ 理性地看问题

　　我国古代《塞翁失马》的故事一直广为流传。边塞的一位老翁被人们称为塞翁。他和独生子生活在一起。一天，家里的耕马跑掉了。邻居们知道了，都来劝他："真是倒霉。你打算怎么办呢？"塞翁回答："是福是祸，谁知道呢！"几天后，他家里的马回来了，还带回来两匹马。村民又来祝贺："真走运。你丢了一匹马，现在却得了三匹。"塞翁回答："是福是祸，还说不好呢！"几天后，塞翁的儿子想制服带回的一匹马，却从马背上摔了下来，断了胳膊。邻居们都觉得可怜，说真是不走运。塞翁还是说："谁知是福还是祸呢！"几天后，官府的军队来征兵，所有的青年都要入伍打仗，塞翁的儿子因为胳膊受伤而幸免。邻居惊叹于这个老人的好运，纷纷道贺。塞翁还是这样说："是福是祸，还得看呢。"

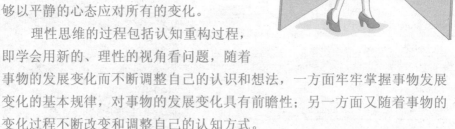

这个故事反映了一种思维方式，心理学称之为认知重构。塞翁善于从不同的视角考虑问题，牢牢掌握着事物发展变化的规律，那就是，任何事情都有两个方面，所有的事情都是发展变化的。因此，他能够以平静的心态应对所有的变化。

理性思维的过程包括认知重构过程，即学会用新的、理性的视角看问题，随着事物的发展变化而不断调整自己的认识和想法，一方面牢牢掌握事物发展变化的基本规律，对事物的发展变化具有前瞻性；另一方面又随着事物的变化过程不断改变和调整自己的认知方式。

只有改正自己的不合理和不正确的认知方式，才有可能从痛苦和情绪压力中解脱出来。其实只要换个角度思考问题，并有意识地不断提醒自己使用"新思维"，每天晚上回忆一下一天中所经历过的大大小小的事情，并用"新思维"对照，及时发现自己的问题并改正，久而久之，便会形成理性认知的习惯。

✳ 八项新思维

🖎 新思维1　我不追求完美

世界上不存在完美，别人不完美，你自己也不完美；所有的事情都有积极和消极两个方面，因此也不存在完美的事情。有这样一个小故事——《人生就是跷跷板》。大意是这样的：人的一生就像在跷跷板上行走，你总是得从低的一头走向高处，每往高处走一步你都感到更加困难，来来回回挣扎许多次，你发现，你永远无法站上你眼中所见的高点，只有找到平衡点才是人生的高点。有时候，你也许也能站在跷跷板的高处，那是因为有人在跷跷板

产后妈妈养心宝典

的低处支撑着你，他们也许是你的父母、家人，也许是被你干掉的敌人。想想看，你现在在跷跷板的什么位置？在事业上追求完美的结果也许是，你自己终于站上了高点，却把你的家人垫在了低处；在生活中追求完美的结果也许是你过度透支了自己的精力和体力，当生活看似样样都不错的时候，你却失去了健康……

不追求完美，你的生活反而会更美。

📝 新思维2　没有什么过不去的

宇宙中只有一样东西不会变，那就是变化。其他所有的一切都在变化之中：太阳有日出日落；月亮有阴晴圆缺；天气有严寒酷暑；草木有春暖花开，秋叶凋零；人生则有生老病死。既然什么都在变，那么，痛苦也会发生变化，快乐同样会发生变化。当痛苦降临的时候我们要有信心期待着幸福；当享乐过度的时候别忘了接下来有可能就是痛苦。所谓"祸兮福所倚，福兮祸所伏"，就是告诉我们一个规律，没有什么过不去的。

相信没有什么过不去的，你就不会因为眼前的烦恼和痛苦而过于悲观绝望。

📝 新思维3　不要奢望所有人都喜欢你

有时候，你知道自己表现得不够好，别人因此而不喜欢、不认可你是在情理之中，这种情况你比较容易接受；还有一些时候，你明明表现得很出色，仍然不能够得到别人的喜欢和认可，特别是当不能够得到你心中重要人物的喜欢和认可时，你就会非常沮丧和失落。其实，这是很正常的，因为大多数人都会更喜欢他们自己。

另外，每个人看事情的角度不同，你认为出色，别人未必也这样认为。如果你把做事情的目标建立在一定要别人喜欢和认可上，那么，你就总是会担心、失落。最靠得住的是你自己的问心无愧，自己确实努力过、付出过，自己喜欢、自我接纳这才是最重要的。期望每个人都认可自己，那是不合理的。

📝 新思维4　失败中孕育着成功

不要害怕失败，有时候失败是更重要的人生体验。聪明人会从过去的失败中汲取经验和教训，从而变得更加聪明；只有愚蠢的人才会被失败吓到，从此一蹶不振。据说有一种农药叫六六六粉，之所以叫六六六粉，是因为在它的研制过程中失败过666次，因此而得名。许多重要的科学发明和创造都是经过多次失败后才最终获得成功的。

📝 新思维5　　不要给别人提供非请求式的建议

有时候，好心好意给别人提建议，不但没有得到别人的感谢，还被认为是多管闲事。得到帮助的人非但不领情，以后还显得生分和疏远了。这是怎么回事儿呢？原来，你好心好意给别人提建议的时候却忽略了一点：别人并没有要求你提建议，甚至并不期望你提什么建议。这时候的建议就是多余的。每个人都有争胜心和追求优越的需要，你过多地给别人提供非请求式的建议，在被建议人的眼中可能你认为他不如你，甚至可能会认为你看不起他，你认为他没有独立处理问题的能力，所以才在不被请求的时候给他建议。

助人为乐是一种美德，但是，一定是在别人需要的时候。有时候，在别人不需要的时候提供非请求式的建议，反而会产生副作用。

📝 新思维6　　我不为我谁为我，但是我不能只为我

每个人来到这个世上，第一责任是要承担起自己，能够自食其力，所谓独立自主，自力更生。如果你不能够承担起自己，就会给亲人、给社会增加一个包袱，我们从小学习各种本领，正是为日后的独立自主奠定基础。就好像学游泳首先得学自救，学会了自救才能去救他人一样。如果你连自己都救不了，怎么谈得上救别人呢？我们看到那些不但能够自己游得好，同时有能力救助他人的人，会由衷地钦佩，这些人真的很了不起！

现实生活中有的人一辈子可能都在挣扎着救自己，这样的人我们不能指望着他去救别人，他能够自救已经是为周围人、为社会承担了，对于这样的人不要去指责他，还要在他需要的时候帮助他；另一些人能够自救，水性很好，但是他们只顾自己游乐，对周围即将溺水的人不管不顾，这就是自私自利，我们不要做这种人；还有一些人水性很好，他们不但能自救，而且主动去救他人，他们不但能力高强，而且人品高尚。这样的人是最有价值的，我们应该努力做这样的人。正所谓，我不为我谁为我？但是我不能只为我。

我不为我谁为我——告诉我们，要用理解的心去对待别人，用严格的心来要求自己；

但是我不能只为我——告诉我们，要用慈悲的心去对待别人，用高尚的

心来要求自己。

新思维7　不要杞人忧天

中国有句成语叫杞人忧天。故事大意是，从前在杞国，有一个胆子很小，而且有点神经质的人，他常会想到一些奇怪的问题，让人觉得莫名其妙。有一天，他吃过晚饭以后，拿了一把大蒲扇，坐在门前乘凉，并且自言自语地说："假如有一天，天塌了下来，那该怎么办呢？我们岂不是无路可逃，而将活活地被压死，这不就太冤枉了吗？"从此以后，他几乎每天为这个问题发愁、烦恼，朋友见他终日精神恍惚，脸色憔悴，都很替他担心，但是，当大家知道原因后，都跑来劝他说："老兄啊！你何必为这件事自寻烦恼呢？天空怎么会塌下来呢？再说即使真的塌下来，那也不是你一个人忧虑发愁就可以解决的啊，想开点吧！"可是，无论别人怎么说，他都不相信，仍然时常为这个不必要的问题担忧。后来的人就根据这个故事，引申出"杞人忧天"这句成语。它的主要意义在于告诫人们不要为一些不着边际的事情而忧愁，这样的人只能是自寻烦恼。换个角度看，即便真的要发生什么，天要下雨，娘要嫁人，你担心也是没有意义的。

这里，不妨尝试着使用一下我们前面讲过的办法：用平静的心接受你所不能改变的；用勇敢的心改变你所能够改变的。

新思维8　"大肚"能容天下难容之事

"海纳百川，有容乃大"，这八个字出自民族英雄林则徐题于书室的一副自勉联："海纳百川，有容乃大；壁立千仞，无欲则刚。"寓意为要像大海能容纳无数条江河一样的胸襟宽广，以容纳和融合来形成超常大气。

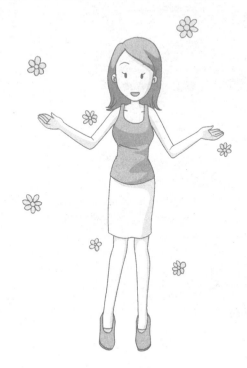

人们一般会把包容看做是一种美德，因为包容在某种意义上意味着你要接受你本不愿意接受的东西，强自己之所难去体谅和宽容别人的确是要求高的境界和宽厚的胸怀。

其实，包容首先是一种智慧。能够做到包容而又不强自己之所难，需要智慧。要了解事物都是发展的变化的，所谓此一时，彼一时，包容就为发展和变化留下了空间，同时也为自己和别人留有余地；同时，你要了解凡事都有两个方面，包容意味着你能够用辩证的思想看问题，这是一种符合客观事物规律和本质的认识世界的方式。

新思维对应事项表

把上面列表找到的非理性思维的事项，对应填写到下列表格中。

新思维	对应事项1	对应事项2	对应事项n
1. 不追求完美			
2. 没有什么过不去的			
3. 不要奢望所有人都喜欢你			
4. 失败中孕育着成功			
5. 不要给别人提供非请求式的建议			
6. 我不为我谁为我，但是我不能只为我			
7. 不要杞人忧天			
8. "大肚"能容天下难容之事			

建立乐观型认知模式

 乐观可以成为一种认知模式

能够抵抗压力、远离抑郁的人，其实就是一个诀窍：对导致压力的事物以自己更能够接受的方式去认识、解释，从而让生活变得有意义，也给自己一种能够控制局面的感觉。即使生活不尽如人意，他们也能够找到理由让自己高兴和知足。如谚语所说，他们能够在每片乌云上都找到光亮的边沿。这正是乐观主义者对事物的认识和解释方式。

乐观是一个人对前途充满信心和快乐的精神状态或先占观念。将乐观作为一种认知方式，可以使个体对人、对事、对整个世界持有积极态度而在主观上体验到精神愉快。

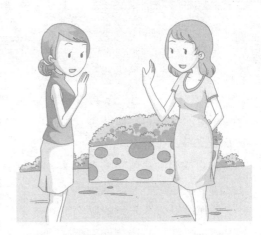

特质乐观是乐观性认知（解释）的典型。它是一种稳定的、相信自己在生活中将会体验到好的结果的认识方式。日常生活对特质乐观的表达常常是"我总是对未来乐观"。乐观也可以理解为一种积极态度。积极态度的主要成分是对结果的积极期待，而且这种积极期待可以泛化到其他情景中，并在长时间内保持稳定。

乐观型认知不是阿Q式认知。它不是躲避消极的客观环境，而是把关注点放在积极的方面。

乐观型认知的好处

乐观型认知是一种正向积极思维方式。科学研究发现，当人们正向积极思维时，人体的神经系统会分泌出能刺激细胞生长发育的神经传导物质。一个善用正向积极思维方式的人，其神经系统会经常分泌出让细胞健康生长的神经化学递质。同时，因为神经系统也会刺激免疫系统的功能，乐观的人其免疫细胞也比较活跃，可以刺激大量健康免疫细胞的生成，最终乐观的人对各种疾病就具有了更强的抵御能力。此外，当运用正向积极思维时，大脑会处于一种活跃而宁静的状态，情绪会随之变好，思考问题的速度也随之变快，整个人体处于一种身心和谐并积极活跃的状态。

大量健康心理学的研究表明，乐观型认知方式可以防止疾病的发生。乐观的认知和乐观的态度可以通过复杂的机制，改变生理参数（如免疫参数）或改变健康行为。可以说，持有乐观态度的人是一种具有"自我治愈"个性的人。很多研究都发现，对事物做乐观的期待和解释都与健康呈正相关关系，而与疾病呈负相关关系。大量证据表明，乐观性解释是自我摆脱抑郁、焦虑和其他消极情绪的重要途径。

美国当代著名心理学家、积极心理学的创始人赛利格曼教授曾做过一个研究。他从美国大都会人寿的15000名营销员中筛选出1100名作为观察对象，在对其进行5年的追踪后发现，正向积极思维方式的营销员业绩比负向思维方式营销员的高出88%，而后者的离职率是前者的3倍，由此可见正向积极思维方式的威力。

乐观积极的思维方式带给人们的改变是由心至身的、由点及面的。它不仅滋润着我们的心灵，从源头上杜绝了消极悲观的想法和信念，同时筑起了对抗各种消极情绪入侵的坚实屏蔽；乐观积极的思维方式还给我们的生活抹上了亮丽的色彩，让我们看到了绚烂、看到了希望，即使身处困境，也能望见彼岸花开，勇敢地越过激流，去拥抱美好人生！

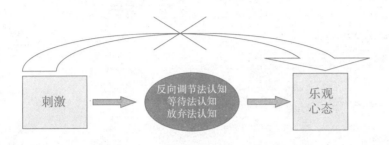

乐观型认知方法1　　反向调节法认知

反向心理调节，就是发挥自己的丰富想象力和多角度的思索力，以挖掘出积极因素，转忧为喜。这是乐观方式的基本方法。

有记者问英国文学家萧伯纳："请问乐观主义者和悲观主义者的区别何在？"他回答记者说："这很简单。假如桌上有一瓶只剩下一半的酒。看见这瓶酒的人如果高喊太好了，还有一半，就是乐观主义者；如果有人对这瓶酒叹息说，太糟糕，只剩下一半，就是悲观主义者。" 美国人卡耐基说："如果我们有快乐的思想，我们就会快乐；如果我们有凄惨的思想，我们就会凄惨；如果我们有害怕的思想，我们就会害怕；如果我们有不健康的思想，我们还可能会生病。" 契诃夫说："如果火柴在你口袋里燃烧起来，那你应该感谢上苍，多亏你的口袋不是火药库。如果你的手指扎了一根刺，那你应该庆幸，挺好，多亏这根刺不是扎在眼睛里。"

在商界有一个著名的故事：一个老板派两个职员到非洲去考察鞋业市场。回来之后，一个职员非常沮丧地汇报，那里没有市场，因为那里没有人穿鞋。另一个职员报告则充满乐观，他说那里市场大好，因为没有人穿鞋。结果后者获得了提升。非洲市场也大大拓展开了。这两个人在同样的事情面前，反应却大不一样。前者持的是消极态度，后者持的是积极态度。这个故事启发人们，在任何情况下，都不要悲观失望。

乐观型认知方法2　　等待法认知

有一个牙痛的患者，做过牙齿的矫正，有很长时间口腔里戴着各种冰冷的矫治器，吃饭、说话极为不便。每个月他都盼着复诊的日子。每次复诊都盼着好一些再好一些，因为好意味着变化。他每天都照着镜子，仔细寻找蛛丝马迹的好转。有时候做梦也会梦见去掉矫治器了，但除了一天接一天的等待，似乎再无别的变化。大夫总是说："别着急，慢慢来。"最后他彻底不再想它了，也不再照镜子观察，因为他知道想也没有用。就当他开始平心静气，已经习惯了这样日复一日的等待的时候，一天下午，大夫悄然为他最后两颗牙做了处理。他脱离苦海的日子到了。他想，这个日子怎么来得这样快呀！他欢快得像一个孩子。

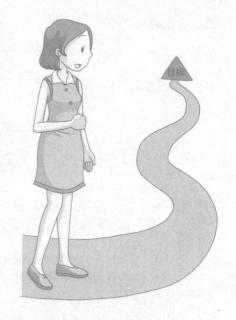

等待的过程，不是袖手旁观，而是一种好结果到来之前的坚持和创造。

乐观型认知方法3　　放弃法认知

现实生活中，人们往往会产生各种各样的需要和欲望，但是由于各种条件的限制，人们往往只能够满足和实现其中的一部分需要和欲望，而许多甚至大多数需要和欲望是无法得到满足的。乐观的人知道放弃，放弃一些需要和欲望，人就更容易感到知足。事实上，我们的许多需要和欲望是不必要的，甚至是不合理的，比如，过多的金钱、过多的房子、过多的投资、过高的名望、过多的赞美等，有一句话：人是不能把钱带进坟墓的，但是，钱是可以把人带进坟墓的。凡事有度，适可而止。在生活中能够把握度，能够分清轻重缓急，同时知道放弃，你终将收获幸福快乐的人生。

乐观型认知方法4　　积极—消极对照法

当代著名心理学家塞利格曼曾说过，"悲观解释模式，是抑郁症患者思维的核心。对未来、对自己、对世界的消极观点，源于把消极事件的原因持久化，而把积极事件的原因看成是暂时的、特殊的和表面的"。

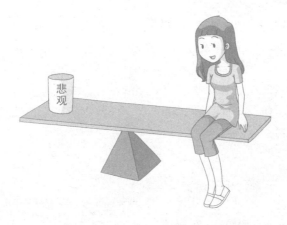

乐观型认知方法操作表

需要认知的事物	反向调节法要点	等待法要点	放弃法要点	乐观的感觉
1.				
2.				
3.				
4.				
5.				
6.				
例：孩子的奶奶推迟了到来的日期，只好先请一位其他人照看孩子	例：孩子奶奶不来也好，其他人不那护孩子，也许对孩子有好处，这样孩子不会被宠坏	例：等等看，比较一下如果其他人照看得也不错，免得奶奶受累了	例：请其他人也许就失去了孩子由奶奶照看带给我的踏实放心，但是，我也会因此更加独立	例：外人和家人照看孩子各有各自的好处

【寓言小故事】

传说一个农妇不小心打破了一个鸡蛋。她痛苦万分。她认为，如果这个鸡蛋没有打破，就能孵小鸡。小鸡若是母鸡，长大以后又可以下蛋，蛋又可以孵小鸡。如此下去，就可以发展成为一个养鸡场。如今打破了一只鸡蛋，不是把美好生活葬送了吗？她每天悔恨不已，最后得了精神病。

这个故事告诉人们，负面想象如果恶性膨胀，就会陷入痛苦的旋涡而无法自拔。

要摆脱产后抑郁，首先要避免沉溺在消极观念的桎梏中、避免让负面的思想恣意妄为。而克服负向思维的好办法，就是经常提醒自己凡事要从积极的方面去考虑，保持正向思考。事实上，任何事情都有正反两面，也只有在消极中看到积极，在绝望中看到希望才符合事物的客观规律，也才是合理的思维方式。

培养自己的积极思维方式，不妨试试以下方法：每晚睡觉前在一张大白纸上写下今天所遇到的几件事情，然后写下其中的积极成分和消极成分。写完以后，将目光放在积极成分一边，默默地在心里强化这些积极的成分，直至使自己确信这些积极因素确实是存在的，而且它们并不比消极因素少。每天坚持，慢慢地你就学会了并且习惯了辩证思维，习惯了凡事朝好的方面去看。

积极—消极对照表

今天发生的事情举例	积极成分	消极成分
1. 宝宝生病了		
2. 保姆突然不辞而别		
3. 发现丈夫有什么事情瞒着我		.

智 慧 小 贴 士

乐观与悲观之间，也不过只是一墙之隔。乐观的人内心总是充满着希望，在困境之中看到的多半是光明与机会；而悲观的人内心多充满着怯懦与绝望，在遇到困难时，往往只会看到黑暗与失败。

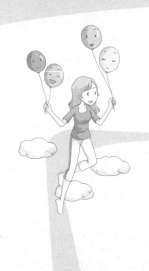

第五章

愉快与你相伴

——用积极情绪克服产后抑郁

人生在世，有一个永恒的主旋律，情绪！情绪是生命能量的一种体现，情绪意味着生命力。人一旦没有了情绪反应，其生命力即将近枯竭。因此，我们不是要让情绪自生自灭，而是要对情绪进行积极引导，不但要让积极情绪与我们相伴，而且要用积极情绪去帮助我们克服各种消极情绪。

古人很早就把情绪分为喜、怒、哀、乐、爱、恶、惧七种基本形式。现代心理学一般把情绪分为快乐、愤怒、痛苦（悲伤）和恐惧四种基本形式。以这四种情绪为基础，能够派生出很多复杂的情绪，如厌恶、羞耻、悔恨、焦虑、嫉妒、喜欢、同情等。

有哲人说，男人是社会的动物，女人是情感的动物。相对而言，男人就总体而言更加理性些，女人就总体而言趋向于感性。感性的女

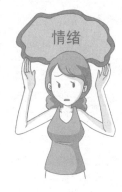

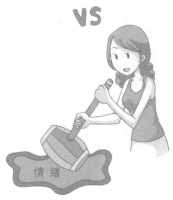

人其情绪有起伏波动就是很自然的事情。有人把女人的情绪比作波浪，它会随着生物节律的变化而自动起伏翻滚，外界刺激往往只是诱因。

女人在生产之后，随着体内各种生化物质的改变，其情绪的起伏波动更是远远胜过以往。稍不留意，就被产后抑郁缠上了。本章将陪同受产后抑郁困扰的妈妈们，一同踏上抗击产后抑郁之路，我们将通过对情绪的学习，打好"抗击产后抑郁"之战！

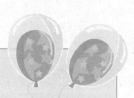

情绪的几种基本形式

快乐：快乐伴随着满足感。它是生理需要获得满足和机体舒适感的反应，同时也是社会需要得到满足后的心理反应。快乐体验中还伴有超越感和自由感，使人觉得现实中的存在是轻快的、活跃的和主动的。

愤怒：愤怒是由于强烈愿望受到限制或阻止而产生的情绪体验。当人们受到侮辱或欺骗、挫折或干扰、被强迫去做自己不愿做的事情的时候，就会产生愤怒情绪，动物也有愤怒情绪体验。

恐惧：恐惧是与威胁和危险情境相伴随的情绪体验，有时这种威胁和危险只是感觉到的，并不一定真的具有威胁性或危险性。诱发恐惧的威胁性或危险性刺激可能是生理的，也可能是心理和社会的。

痛苦：痛苦是由于不良刺激持续超水平唤醒而产生的情绪体验。痛苦一般与悲伤同步。痛苦体验既有来自生理的也有来自心理和社会的。当人长时间遭受疾病折磨，看到自己的亲人受苦而无能为力，感到不能做想做的事，不能达到所期望的目标，需要依靠而不能得到的时候就会产生痛苦情绪体验。

从认识情绪开始

 先问问自己现在的情绪状态

　　我们在前面章节已经知道，情绪的产生可以概括为"ABC理论"。诱发性事件（A）→个体对诱发性事件的看法、解释、评价和信念（B）→个体的情绪及行为结果（C）。

　　产后抑郁是一种很复杂的复合情绪体验，它是一系列负性情绪的统称，主要包含痛苦，并依据不同情况诱发悲伤、忧愁、自罪感、自卑、羞愧等情绪。

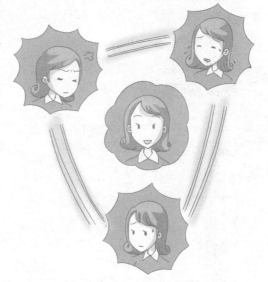

　　了解情绪的这些特性后，你就更容易判断自己的情绪状态了。可以问一问自己：哪些是事实，哪些是想法，哪些是情绪。不要把"我觉得"、"我认为"的主观想法当成是客观事实。只有你在某一情境中体会到了悲伤、愤怒、无奈等，这些才是情绪。

　　抑郁情绪是一种很复杂的复合情绪，当你觉得自己抑郁的时候，试着分析一下，这次事件产生的情绪中都包含什么：可能包含了痛苦、羞愧、悲伤和焦虑，可能还有无奈和绝望等情绪。学会分解情绪，对你来说很重要。

　　比如，宝宝一直在哭，你哄了很久也没好，你觉得很不开心、很郁闷。这只是很笼统的说法。可能你的情绪中包含着痛苦和悲伤，也许包含着羞愧和自卑等。这就是将情绪进行了分解。

打靶首先要找准靶心。在应对产后抑郁的过程中，学会分解情绪、确认自己到底是"怎么了"是很重要的。

✳ 情绪调节及其情商

情绪调节是个体通过某些方法管理和改变自己（或他人）的情绪，使其在生理活动、主观体验、表情行为等方面发生一定的变化。其目的是调动积极情绪，消除过度的消极情绪，将情绪引入正向积极轨道，最终能够用理性驾驭情绪。

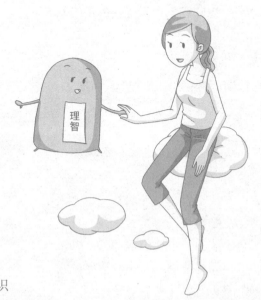

调节情绪的三个步骤：

🖊 **第一步骤** 承认并接纳情绪

情绪反应一旦发生，我们首先要承认它，同时要接纳它。否定自己的情绪体验并不意味着消灭这些情绪，而是使它们被压抑到潜意识中，压抑到潜意识中的情绪不但不会自动消失，反而会变本加厉地影响着我们。因为，被压抑到潜意识中的情绪还会与已经存在那里的其他被压抑了的情绪彼此纠结，最终以严重的抑郁情绪或其他心理疾病的方式反攻回来。

🖊 **第二步骤** 寻找情绪的根源

我为什么会生气，又为什么会难过，我为什么总感到挫折和无助？只有找出真正的根源我们才能知道这样的反应（是否）正常，也才能对症下药。

🖊 **第三步骤** 调动积极情绪

20世纪90年代，美国耶鲁大学心理学家萨洛维和新罕布什尔大学心理学

温馨小贴士

让我们开发自己的情绪智力吧！或者说，提高我们的情商吧！

家梅耶创造了一个概念，称为情绪商数，简称情商（EQ）。情商指的是人们的情绪智力。

案例

这一天，从老公踏进家门到吃饭，都没怎么讲过话。姚蕾觉得伤心并感到气愤。"会不会嫌我没有带好宝宝？难道是饭做得不可口？"她主动向老公示好，给他端水果，他也摆摆手。姚蕾气得一晚上都心口堵得慌。

过了几天，她刨根问底，非要搞明白不行。两人一聊，原来老公在单位受到批评了，不愿意让姚蕾也跟着不开心所以没有对她讲。现在问题已经解决了。姚蕾了解情况后，积压的郁闷顿时云开雾散。

姚蕾了解具体情况后，自己便不再生气，因为导致她产生消极情绪的根源没有了。引发情绪的根源找到了，相应的情绪反应也就逐渐减弱或消失了。

梅耶认为，情绪智力包含4个方面：（1）对情绪的知觉、评价和表达的能力；（2）用情绪信息引导思想和促进思维的能力；（3）理解和分析情绪的能力；（4）调节情绪以促进情绪与智力发展的能力。

这个概念经《纽约时报》专栏作家戈尔曼在其《情绪智力》一书中推广而流行起来。戈尔曼在《情绪智力》中阐述了情绪智力有5个方面的内容：（1）了解自己情绪的能力和监控情绪变化的能力；（2）调控自我情绪的能力；（3）服从于某目标而调动、指挥情绪的能力；（4）识别他人情绪的能力和分享他人情绪的能力；（5）调控与他人的情绪反应的能力。

情商高的人往往与他人交往能力更强，人际关系也更和谐；情商高的人也更容易在工作中取得成就，这些人往往处理问题更灵活，更能适应环境的变化，情商高的人不容易患抑郁。

智商高而情商低的人比较容易表现得孤傲、离群，有一篇研究报告标题叫做"越聪明越抑郁"，其中用一些实验数据表明，这类人是抑郁的高发人群；智商高同时情商也高的人表现出的往往是高而不傲、贵而不娇，他们比较容易取得较高的成就，同时个人家庭生活也往往比较幸福。情商在很大程度上决定一个人能否生活得快乐幸福！

　　想提高情商不妨试试以下的方法，产后抑郁情绪记录表也许能够帮助你提高情商。

产后抑郁情绪记录表

　　注意在记录的时候先把自己的情绪分解开来，记录下具体的情绪体验。在这个过程中你会发现，你已经逐渐学会了控制自己的情绪，你会清楚地意识到自己的进步。

日　　期	感到难受时情绪和分数	时间？地点？事件？持续？	是否采用缓解策略？什么策略？效果如何？

产后妈妈养心宝典

把积极情绪培养成习惯

 积极情绪从哪里来

有些人具有先天的乐观性特点，这些人在任何情况下都能看到事物的积极方面，对任何事情的结果都有着积极良好的期待。可以说，这些人的积极情绪主要是与生俱来的。另外一些人不具有这种天生的乐观性特点，他们的积极情绪的产生是有条件的。

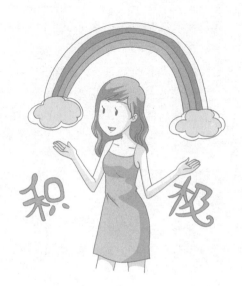

人本主义心理学家马斯洛认为，需要的满足是积极情绪产生的根本。他把人的需要分为5个层次，从低级到高级逐层呈金字塔式排列，分别是：（1）生存需要；（2）安全需要；（3）归属与爱的需要；（4）尊重的需要，包括自尊和受到别人的尊重；（5）自我实现需要，指人的成长、发展和利用潜能的需要。马斯洛估计，对大多数人而言，当生存需要接近85%，安全需要接近70%，爱和归属需要接近50%，尊重需要接近40%，自我实现需要接近10%的时候，就会得到满足。马斯洛的这个估计，也为积极快乐情绪提出了实现的基本条件。

马斯洛认为，任何一种基本需要得不到满足都会导致某种情绪困扰乃至疾病。根据这个观点，任何一种基本需要得不到满足都会破坏快乐情绪体验。

这里要特别说明的是，积极情绪是与自我满足感密切相关的，而与客观的生活条件好坏没有必然联系。客观的生活条件好不一定快乐，客观的生活条件不好也不一定不快乐。

我们来看一则报道：如果1代表"对我的生活根本不满意"，7代表"完全满意"。用这个简单的办法进行调查，被《福布斯》杂志列为美国富豪的400人的平均快乐指数为5.8，而无家可归露宿街头者的平均指数为2.9。奇怪的是，在过去20年间断断续续的调查中，人们发现居住在寒冷的北格陵兰岛的因纽特人的快乐指数也是5.8。能够拥有5.8这一指数的还有肯尼亚的游牧民族马赛伊人。马赛伊人大都住在简陋的草棚内，他们的村落从来没有电力供应，甚至最基本的饮水也十分缺乏，但马赛伊人的快乐指数照样是5.8。同样的例子发生在南亚次大陆上，生活在加尔各答贫民窟的人们，尽管对他们来说每天能吃饱饭已是奢望，但他们的快乐指数也达到了4.6。更多的研究显示，在大多数北半球国家，尽管过去10年间GDP大幅增加，但人们对生活的满意程度却没有明显改善，抑郁和不信任的程度反而有所增加。

造成这种情况的根本原因，在于他们的自我满足感的基点不同。比如一个人的住房需要定在有一所90平方米的居室，当它有了100平方米的房子，就很快乐。但他定位于200平方米上，有了100平方米的房子就不会感到快乐。

✳ 四大妙招

✎ 妙招之一　珍惜每一个小欢乐

马斯洛估计，如果归属和爱的需要只得到10%的满足，尊重的需要就不可能被激发。但是如果归属和爱的需要得到了25%的满足，尊重的需要出现率为5%；如果归属和爱的需要得到75%的满足，那么尊重的需要出现率为50%。

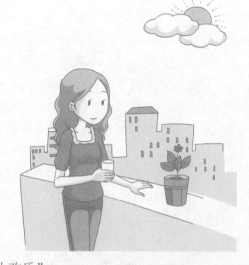

这说明，低层次需要满足越多，再向上一层次需要出现的可能性就越大。因此，每个人都要根据自己的实际情况，设立自己需要实现的具体目标和水平，而不应该是将需要一股脑堆砌出来。这种方法，我们命名为"小欢乐"。

生活中有许多大欢乐，也有许许多多的小欢乐。有人说，因为有了大欢乐人们才能够感受到小欢乐；也有人说，真正的幸福正是由许许多多的小欢乐组成的。

以前看作家史铁生《病隙碎笔》里面有一段话："发烧了，才知道不发烧是多么清爽；咳嗽了，才体会到不咳嗽的嗓子是多么安详。现在动不了了，才感觉只要健健康康、活蹦乱跳地活着是多么幸福。"

在这个世界上，大起大落的人生毕竟比较少。对于大多数人来说，生命里更多的是安静和平淡。生活中有一种欢乐叫做大欢乐，它是一种自上而下的欢乐，有了这种大欢乐，人们就更容易感受到许许多多的小欢乐；还有一种欢乐叫做小欢乐，它是一种自下而上的欢乐，正是因为有了这许许多多的小欢乐，人们才最终拥有了大欢乐。这两种欢乐都很重要。但是，生活中人们往往容易忽略小欢乐，而只去追求大欢乐。不但能够拥有大欢乐，同时能够把握小欢乐的人才是真正幸福的人。记得一位临终前的老人说过这样一段话：如果一切能够重来，我愿意像儿童一样伴着落日的余辉去荡秋千；如果一切能够重来，我愿意踏着春日早晨的露珠到花园里漫步……原来人在生命即将结束的时候想到的竟然是这些在我们看来唾手可得的细碎小事。

我国台湾学者方建国在《再见，忧郁》（大陆版书名《老鼠的忧郁》）一书中说到用庆祝自己小成就的方法消除挫折感，克服抑郁的经验：

抑郁这个东西，往往来自于挫折，当我们的期望和现实有差距的时候，就会感觉失落，心情也随之变坏。当这种挫折出现，并累积到一定程度的时候就可能改变人的心情，使其情绪低落，甚至不能自拔。

心理挫折可以引起情绪失控和行为失控。失控的情绪和行为会对自己的身心健康造成损害，甚至引起严重的社会后果。而庆祝自己的小成就就能消除这种挫折感。因此，想要克服抑郁，你要通过设定合理的目标，庆祝每一小步的成功，才能使自己在工作、生活中获得满足感，从而在潜意识中战胜困难，产生赢取胜利的欲望。

你看那些不懂得庆祝自己小成就的人，他们一直不停地做事，其间没有给自己留一点歇脚的时间，只会让自己疲惫不堪，越是这样，他对未来越感觉茫然。只有让自己找一些小成绩来庆祝一下，让自己适当满足一下，忧郁才会少一点。当我们获得了足够多的成就感时，忧郁应能很快被克服。

✎ **妙招之二** 对完美主义说"不"

完美主义就是为自己设定不切实际的高标准，刻板地遵循该标准并以此来衡量自我价值。

表面上看，完美主义的人很自负，内心深处却很自卑。因为他很少看到优点，总是看到缺点，总是不知足。对人对己不知足就不会快乐，抑郁就会如影相随。

完美主义的3种类型

（1）要求自己完美。为自己设定不可能达到的目标，强迫自己去实现，当不能达到设立的标准时，会过度自责、恼怒，产生一系列的消极情绪。

（2）要求他人完美。经常被要求完美的对象是自己的亲人，这种对完美的要求可能是用设定高标准的方式来表达；另一些被要求完美的对象是自己周围的人，这种对完美的要求方式可能没有一个明确的标准，是用挑剔和不允许别人犯错误来表达的。

（3）被人要求完美。追求完美的动力来自其他人，例如，父母和领导。因此，总是觉得自己被期待要无时无刻都非常完美。

改变完美主义倾向的办法：

★想想看自己因何原因开始追求完美。

这种完美主义是来自自己的主观愿望和需要，还是来自父母或其他人的期望和要求，抑或是将其他人的期望内化成了自己的需要？除对自己之外，是否对其他人也要求完美？

★尝试着为每天的不完美表现做一个合理的解释。

产后妈妈养心宝典

★尝试着为自己的错误做一个合理的解释。

★尝试着为别人的错误做一个合理的解释。

★学会享受过程中的小欢乐。

这些快乐会影响对结果的感受。比如，登山看日出，早晨大家一道出发，在山路上攀登、歌唱，难道还不愉快，非要到山顶才开始快乐吗？这样，即使到了山顶因大雾没有看到日出，也会因为过程中的快乐冲淡或者抵消了没有看到日出的遗憾。

★改变非理性想法。

每晚睡觉前写下自己的非理性想法："某件事_____我一定要做得完美，否则就会_____"；"我必须完美，别人才会接纳我，喜欢我"；"如果我做错了这件事，我就是一个失败主义者，没有脸见人_____"。

接着用干净纸写"我不_____但我_____"。如"我虽然因为名额限制没当上区里的先进教师，但我的群众评议和学校的上报意见说明，领导和同事对我是充分肯定的。"同样，写"他不_____但他_____"。每天都要写，不怕内容重复。

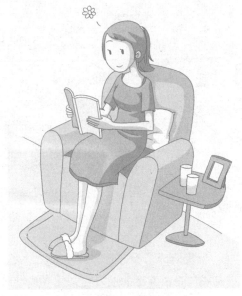

过一段时间，将之前写下的非理性想法重新看一下，看你当初那些预感有多少实现？不停地写，不停地对照根本就没有那么多"否则……"、"就一定会……"、"没脸见某某……"。实际上不仅某某没有歧视你，反而鼓励和赞赏这件事中的积极部分。于是自己对这些非理性想法自然而然地厌烦了。

✎ **妙招之三**　笑疗

微笑将面部肌肉的冲动传递到大脑的情绪控制中心，使神经中枢的化学物质发生改变，从而使心情趋向快乐。

美国心理学家霍特举过一个例子，有一天友人弗德雷感到意气消沉。他通常应对情绪低落的办法是避不见人。但这天他要和上司举行会议，所以决定装出一副快乐的表情。他在会上笑容可掬，谈笑风生，装成心情愉快而又和蔼可亲的样子。令他惊奇的是，不久他发现自己果真不再抑郁不振了。弗德雷并不知道，他无意中采用了心理学研究的一个重要原理：强迫自己有某种心情，往往能帮助你真的获得这种感受。

温馨小贴士

> 每天对自己一笑，可以给自己一份开心、一份轻松和一个快乐的好心情。

心理学家艾克曼的最新实验表明，一个人老是想象自己进入某种状态、某种感受、某种情绪，结果这种情绪十有八九会到来。一个故意装作愤怒的实验者，由于角色的影响，他的心率会加快，体温会上升。心理学研究的这个新发现可以帮助人们有效地摆脱坏心情。

【民间小故事】

清朝时，有位县太爷，郁郁寡欢，食不甘味，睡眠也差。时间一长，日见憔悴。家人到处求医，疗效甚微。有一天，当地一位医术高明的老郎中得知此事，便上门诊病。在为县太爷把脉后，郎中一本正经地说，你是得了月经不调。县太爷听了后笑得前仰后合，说此言谬矣。便把郎中逐出。后来，县太爷逢人便讲此事，每次都笑声不止。没多久，他的病竟然好了。这时他才恍然大悟，笑疗治愈了他的抑郁症。

当我们情绪不好时，可以听听相声、小品、喜剧，或与爱说笑话的朋友在一起，或者多看些欢乐的演出或电视节目，总而言之是寻求哈哈一笑，给心灵减负，驱除苦闷和忧愁，进入快乐的意境。

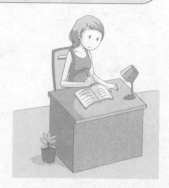

妙招之四 快乐作业

从繁忙琐碎的日常工作生活中发现快乐并把它记录下来。

让快乐成为习惯

只要照以下几点去做，快乐就会成为你的习惯：

1. 制定小步子目标：给自己制定小步子目标，尝试着每天前进一小步，不要试图在一天内解决所有的问题。

2. 规律作息时间：每天按时睡觉、按时起床，这是精力充沛和按计划做事情的必要前提。

3. 今日事今日毕：不要拖延，养成今日事今日毕的好习惯。每晚睡觉前把第二天要做的事情写下来，第二天早晨起床后即开始照着去做。

4. 对人谦恭有礼：不要总是用挑剔的眼光看别人，学会用欣赏的眼光看人。

5. 穿着整洁得体：衣着整洁得体会增加人的自信，同时也会增加欢乐的心情。

6. 每天抽空做一点自己喜欢的事情：比如听音乐、聊天、散步等。这些事情会放松你的心情。

7. 试着去帮助别人：真心帮助别人是让自己快乐的一条重要途径，帮助别人的同时其实也是帮助自己。

8. 憧憬美好的未来：希望和憧憬是一剂治疗心理疾病的良药，对明天充满希望，今天才更感充实。

把消极情绪宣泄掉

不良情绪是一种消极能量。当产后遇到各种各样以前没有遇到的新情况和困难时，不良的情绪已经开始在人的意识里积聚。积聚到一定程度就会发生质变，表现为明显的抑郁症状。一旦形成抑郁症状，可能消极能量已经积重难返。最好的办法是尽早意识到不良情绪，在不良情绪的危害还没有达到足以形成抑郁症状的程度之前就提前把它释放出来。

宣泄法是指个体在遭受挫折、产生不良情绪后，通过创造一种情境，使自己可以自由地表达受压抑的情感，让积郁的情绪发泄出去，让紧张的神经放松下来，从而达到平衡身心、缓解压力、消除郁闷情绪的方法。

必须注意的是，宣泄不能损害他人和社会的利益。否则就是社会所不能接受的。

倾诉

倾诉是一种重要的宣泄方式，其主要做法是对家人和朋友倾诉。包括向同学、好友、亲人当面倾述；向心理咨询师倾述；也可以通过电话、电邮甚至传统的书信方式向他们倾诉。

聊天是倾诉的一种最普通、便捷的形式。可以在不经意间把心中的不快和烦恼倾吐出去，把别人的安慰和关怀吸收进来，从而摆脱抑郁情绪，使精神生活丰富多彩，使心境变得愉悦。

有一篇文章专门描述聊天的好处：我国台湾一家卫生服务中心设立了

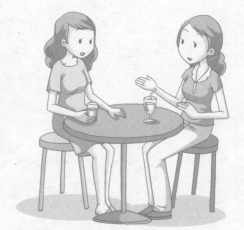

一个聊天室，院里20多位具有爱心、同情心、有较强人际沟通能力的中青年护士成了聊天护士，她们在每天完成日常护理工作之余，专门陪伴有心理需求的患者聊天说话。焦虑暴躁的病患在聊天护士的轻言细语声中，慢慢开朗起来，脸上又有了笑容。聊天可以真切感到对方的表情、语调、语气以及细腻的形体语言，可以及时从身边获得一些鲜活的气息，可以从内心里激发起对生活的兴趣。

倾诉要注意的几个问题：

第一，选择能懂你的人

所谓话不投机半句多。倾诉的目的是想借着对方的倾听和共鸣将郁闷情绪释放掉。如果对方总是听不明白你说的话并不断打岔，或者虽然听懂了，但是由于两人看问题的角度和价值观等方面存在着很大差异，对方给你的建议总是让你感觉很别扭，甚至很不舒服。与这样的对象倾诉，旧的问题没有解决，又会平添新的烦恼。所以，找到一个能懂你的人去倾诉是很重要的。

第二，选择会帮你的人

你倾诉的对象最好是有阅历、有思想，能够给你以启发、开导和建议的人，同时又是肯花时间并愿意与你分担压力、给你以具体帮助的人。

第三，选择良机

找人倾诉的时机很重要。不要非在人家没时间的时候让人家听你的倾诉，不要在人家情绪不好的时候让人家听你的倾诉。那样，他十有八九心不在焉，甚至会产生反感。也许会因为他的不够热情使你本来就很郁闷的心情雪上加霜。

第四，选择安静的环境

安静的环境可以保证自己和倾听的对象都能在交谈时专注，也防止隔墙有耳，跑风漏气，心理上有安全感。

第五，切忌犯祥林嫂的错误

祥林嫂是鲁迅小说《祝福》中的人物。她在丈夫去世后被迫改嫁，时隔不久，厄运再次降临，先是丈夫死于伤寒，接着她的儿子阿毛又惨死狼口。她只有重回鲁镇，在鲁四老爷家做工。她逢人便讲儿子阿毛的死和自己的悲惨遭遇。开始时她的故事有很好的社会效果，但是，当她三番五次地讲阿毛的故事时，"连慈悲念佛的老太太们眼里也再不见有一点泪的痕迹了"。

祥林嫂的故事告诉我们：不要把自己的痛苦和烦恼见谁对谁说。

❋ 哭泣

有人说，眼泪是去除忧愁，走向快乐的有效办法。

美国圣保罗·雷姆塞医学中心精神病实验室专家，通过对眼泪进行化学分析发现，泪水中含有两种重要的化学物质，即脑啡肽复合物和催乳素，其仅存在于受情绪影响而流出的眼泪中，在受洋葱等刺激流出的眼泪中则测不出来。因而他们认为，眼泪可以把体内积蓄的导致忧郁的化学物质清除掉，从而减轻心理压力。有专家对200多名男女进行了为期一个月的哭泣试验，结果有85%的女性和73%的男性说他们大哭一场以后心里舒坦了许多，压抑感平均减轻40%。

《号哭族：用泪水解除烦恼》中谈道：在北京的部分白领中，一个号称"周末号哭族"的群体正在兴起。31岁的王某面对记者说："那天我回到家，一个人干了半瓶红酒，突然觉得非常的累，也非常委屈，就趴在枕头上大哭一场，嗓子都哭哑了，然后就睡着了，哭能让我的心情变好。"

可以试一试一个人待在家里，拉上窗帘，放一张催人泪下的CD，找一本令人伤感的文艺作品，借着悲惨的故事情节号啕大哭。

就是在2008年中国汶川地震中，参加抗震救灾的钢铁般的战士，大哭一场，对于心理健康，也能起到积极的作用。

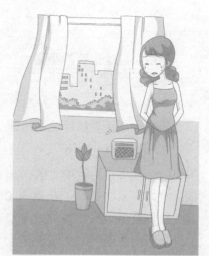

《中国青年报》2008年5月27日一篇《钢铁般的战士哭了》文章中有这样一段话：

"这些战士在抗震救灾中勇往直前。然而，他们大多数只有20岁左右，面对种种惨状，他们的内心也曾恐惧。久而久之，钢铁般的战士一样会有心理问题。强行抑制落差和悲伤，对心理的伤害最大。

心理辅导志愿者通过各种技巧，让这些可爱的战士直面心中的恐惧，让他们能够痛痛快快地哭上一场。距离一步步拉近，他们终于开口说话了。说到救援时看到的种种惨状，一些战士忍不住号啕大哭。那个时候，距离心理救援的黄金72小时还有24小时。

能让战士们痛痛快快哭上一场，就达到了治疗效果。"

因此，可以肯定地说，强忍不哭会造成情绪压抑，而痛快地流泪则可以减轻或者消除压抑。情绪不好时哭上一阵，可以解除压抑、痛苦。号啕大哭从某种程度上体现了现代人寻求内心宁静的单纯渴望，是为剑拔弩张、斤斤计较的生活寻找停歇喘息的机会。

自我放松训练

自我放松真的有效

28岁的晓宸，一个月前当上了妈妈。孩子满月后，她白天总是无精打采，缺少笑容，晚上又睡不着觉。怕声响和光亮，心情压抑、烦躁、特别爱发脾气，吃什么都没有胃口，不思茶饭，奶水明显减少。家人带晓宸去看心理医生。医生诊断，晓宸得了产后抑郁症。

医生提出，如果用普通的抗抑郁药物治疗，会影响到她体内激素水平，可能会影响奶水的成分，所以建议晓宸用放松疗法来治疗。晓宸在家人的

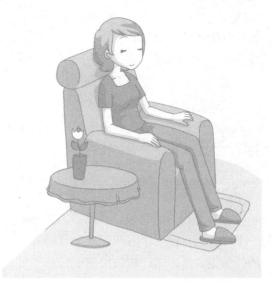

监督下，每天坚持进行放松疗法的训练，经过一个月，情况明显好转，脸上又见到了笑容。往日自信、开朗、健康的晓宸回来了！

自我放松训练，也有人称为放松疗法、松弛疗法。它是一种通过训练，有意识地控制自身的心理生理活动、降低唤醒水平、改善机体紊乱功能的心理治疗方法。

研究表明，进入状态后，呼吸频度和心率减慢，血压下降。全身骨骼肌张力下降，并有四肢温暖、头脑清醒、心情轻松愉快、全身舒适的感觉。这些变化说明，在进入状态后，通过神经、内分泌及植物性神经系统功能的调节影响了机体多方面的功能，可以对抗心理应激所引起的不良反应。

✳ 放松训练3阶段

第一，准备阶段

个体坐在圈椅或沙发上，头后靠，双手放在扶手上，两腿自然分开与肩宽，腰背处于最舒适的位置。

第二，指导实施阶段

在家人或事先录好音的光盘或音带的指导语播放的同时，个体体会到肌肉紧张和松弛的不同感觉，如握紧双拳然后松开，皱眉、咬牙，然后放松面部有关肌肉。

第三，自我训练复习巩固阶段

按放松反应的指令，依次放松，每天训练1～2次，要求在2～3分钟内达到全身肌肉放松，并维持在松弛状态10～15分钟。

✳ 放松的环境条件

在什么地方练习放松很重要，关系到放松的坚持和成功。首先，要选择一个可以把自己同亲人和朋友分开的舒适空间。进行练习的环境应该是安静的。如果可能的话，应该关闭电话和手机。使用的椅子应该是可以支撑整个

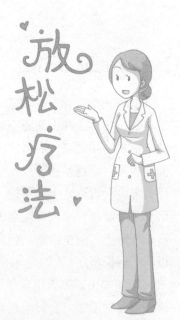

身体的舒适座椅，躺椅是最好的，但要避免完全躺倒的姿势，这样在放松的过程中很容易产生困倦感。

如果可能的话，可以在练习的过程中加一点背景音乐，轻慢舒缓的音乐可以培养安静的感觉并且帮助放松。安静的古典和休闲音乐是最好的。或者用自然的声音，如风和海浪的声音、森林和鸟语的声音等。

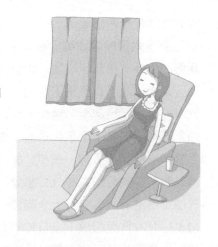

✽ 先训练再应用

学习放松技术的一个重要错误就是想马上用它来解决问题。然后，当它没有很快奏效时，就停止练习。不仅对自己的不良情绪解除没有帮助，反而增加了挫折感和无望感。

✎ 自我放松第一式　深度呼吸训练

通过深度呼吸，使身体各组织器官与呼吸节律发生共振，进而达到放松的效果。

这种训练方法简便易行，不受场所、时间等条件的限制，行、坐、站、卧都可以进行。如果你身边有椅子，请你全身放松，坐在椅子上，调整你的坐姿，直到感觉最舒服为止。如果你是在寝室，请你全身放松，仰卧在床上。如果你身边什么都没有，就请你全身放松，站在你认为最方便的地方。

胸腹式深呼吸交替训练。平躺在床上，两手分别置于胸部和腹部。先吸气并隆胸，使意念停留在胸部，此时置于胸部上的手会慢慢随之升起，然后呼气。这样反复交替训练，不断体验胸、腹部的上下起伏及呼

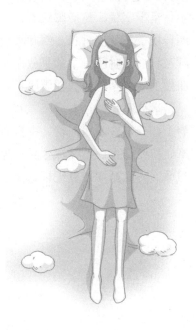

吸时舒适轻松的感觉。

　　意念式深呼吸训练。 面对空气新鲜的树林、草丛、小河、山野等地方站立，两手自然垂于两侧。吸气时双臂缓缓抬起至与地面平行，想象新鲜空气自十个手指进入，随手臂经肩部到达头部、颈部、胸部、腹部；然后缓缓呼气，想象浑浊空气沿着两条腿自十个脚趾排出，同时双臂缓缓放下呈自然垂直状。如果躯体某部位有疾患，则吸气时可用意念让新鲜空气在该部位多停留一会儿。

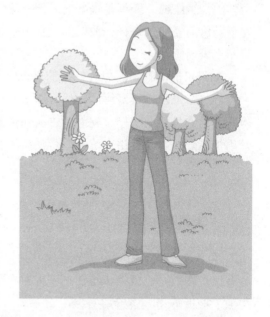

　　按摩式深呼吸训练。 站立，两臂侧垂，做一次深呼吸，吸气时缓缓举起双臂，同时握拳慢慢伸向身体两侧，与躯体呈十字状，然后脚跟着地，呼气，两臂松拳恢复侧垂状。深呼吸后改做静呼吸状，同时两只手掌平放在左右胸大肌做上下按摩，再放在腹肌上做上下按摩，最后左手放在右肩上，右手放在左肩上，分别做由肩向臂、由臂向肩按摩。按摩结束后继续深呼吸，呼吸后再按摩，如此循环往复进行。

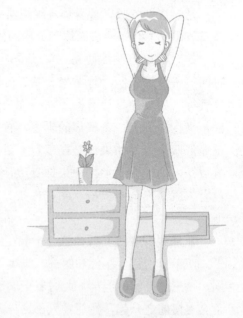

深度呼吸指导语示例

好，现在请深呼吸，全身放松，观察自己的呼吸和身体各部位的活动状况，注意体会自己的肺部在一张一合、一张一合地呼吸，呼吸频率在逐渐减慢，呼吸的深度在逐渐加深，紧张的部位在逐渐放松。用感觉去体察你身体的各部位，持续一段时间，当你感觉到身体的各部位不那么紧张了，请把注意力再转移到呼吸上。你似乎在观察自己呼吸，似乎又没有观察，感觉在有无之间。

请用鼻子深吸一口气，再慢慢地、均匀地呼出。呼气的时候平和而舒畅。继续呼吸，慢慢地、均匀地、深长地、平和地、舒畅地呼吸。

现在让我们数一下呼吸的次数，一、二、三……十；再重新开始从一数到十。重复数10遍、20遍。

注意一下你身体各部位的感觉。各部位的感觉在渐渐地、渐渐地与呼吸节律趋于一致。全身的毛孔在随着肺一张一合、一张一合地呼吸，呼吸频率在逐渐减慢，呼吸的深度在逐渐加深，紧张的部位在逐渐放松。用感觉去体察你身体的各部位，持续一段时间，当你感觉到身体的各部位不那么紧了，请把注意力再转移到呼吸上。

你似乎在观察自己呼吸，似乎又没有观察，感觉在有无之间。

请用鼻子深吸一口气，再慢慢地、均匀地呼出。呼气的时候平和而舒畅。继续呼吸，慢慢地、均匀地、深长地、平和地、舒畅地呼吸。

现在让我们数一下呼吸的次数，一、二、三……十；再重新开始从一数到十。你可能重复数10遍、20遍。注意一下你身体各部位的感觉，各部位的感觉在渐渐地、渐渐地与呼吸节律趋于一致。全身的毛孔在随着肺一张一合，有规律地开合，开合，开合……

你现在不仅仅是在用肺呼吸，而是用身体进行呼吸，吸气的时候，似乎空气从全身的毛孔中吸入，呼气的时候，气又从毛孔中呼出。吸进清新空气，呼出污浊的空气，一次、二次、三次……渐渐地，你会感觉到身体的各个部位很放松、很通畅，仿佛整个身体融入了大自然之中。

好了，我们的放松训练就要结束了，请慢慢闭上你的眼睛（如果做呼吸前没有闭上的话），静静地，不去想任何的事情，过一两分钟就可以做你该做的事情了。

自我放松第二式　渐进肌肉放松

心理紧张和躯体紧张是并存的，只要你学会了肌肉放松技术，就可能控制心理紧张。肌肉放松是一项技术训练，教你学会绷紧、放松各部分肌肉，要注意体验紧张和放松的感觉。要掌握好它需做大量、反复的练习。掌握这项技术后，当你感到紧张时，就可以自我引导肌肉放松。

自我放松最重要的是在指导语下进行。指导语有多种多样，道理都是一样的。朋友们可以选择，确定一个后，就要坚持做下去。

专栏

渐进肌肉放松指导语示例

第一步：

"深吸一口气，保持一会儿。"（停10秒）

"好，请慢慢地把气呼出来，慢慢地把气呼出来。"（停5秒）

"现在我们再做一次。请你深深吸进一口气，保持一会儿，保持一会儿再慢慢地呼出来。"（停10秒）

第二步（前臂）：

"现在，请伸出你的前臂，握紧拳头，用力握紧，体验你手上的感觉。"（停10秒）

"好，请放松，尽力放松双手，体验放松后的感觉。你可能感到沉重、轻松、温暖，这些都是放松的感觉，请你体验这种感觉。"（停5秒）

"我们现在再做一次。"（同上）

第三步（双臂）：

"现在弯曲你的双臂，用力绷紧双臂的肌肉，保持一会儿，体验双臂肌肉紧张的感觉。"（停10秒）

"好，现在放松，彻底放松你的双臂，体验放松后的感觉。"（停5秒）

"我们现在再做一次。"（同上）

第四步（双脚）：

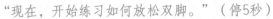

"现在，开始练习如何放松双脚。"（停5秒）

"好，紧绷你的双脚，脚趾用力绷紧，用力绷紧，保持一会儿。"（停10秒）

"好，放松，彻底放松你的双脚。"

"我们现在再做一次。"（同上）

第五步（小腿）：

"现在开始放松小腿部肌肉。"（停5秒）

"请将脚尖用力向上跷，脚跟向下向后紧压，绷紧小腿部肌肉，保持一会儿，保持一会儿。"（停10秒）

"好，放松，彻底放松。"（停5秒）

"我们现在再做一次。"（同上）

第六步（大腿）：

"现在开始放松大腿部肌肉。"

"请用脚跟向前向下紧压，绷紧大腿肌肉，保持一会儿，保持一会儿。"（停10秒）

"好，放松，彻底放松。"（停5秒）

"我们现在再做一次。"（同上）

第七步（头部）：

"现在开始注意头部肌肉。"

"请皱紧额部的肌肉，皱紧，保持一会儿，保持一会儿。"（停10秒）

"好，放松，彻底放松。"（停5秒）

"现在，请紧闭双眼，用力紧闭，保持一会儿，保持一会儿。"（停10秒）

"好，放松，彻底放松。"（停5秒）

"现在，转动你的眼球，从上，到左，到下，到右，加快速度；好，现在从相反方向转动你的眼球，加快速度；好，停下来，放松，彻底放松。"（停10秒）

"现在，咬紧你的牙齿，用力咬紧，保持一会儿，保持一会儿。"（停10秒）

"好，放松，彻底放松。"（停5秒）

"现在，用舌头使劲顶住上颚，保持一会儿，保持一会儿。"

（停10秒）

"好，放松，彻底放松。"（停5秒）

"现在，请用力将头向后压，用力，保持一会儿，保持一会儿。"（停10秒）

"好，放松，彻底放松。"（停5秒）

"现在，收紧你的下巴，用劲向内收紧，保持一会儿，保持一会儿。"（停10秒）

"好，放松，彻底放松。"（停5秒）

"我们现在再做一次。"（同上）

放松训练结束时，先闭眼而后睁开眼睛，安静地坐几分钟。不要担心是否能成功地达到深度的松弛，维持姿势，让松弛按自己的步调出现。

每天1～2次练习这种技术，请注意不要在饭后两小时内进行，因为消化过程可能干扰预期的效果。

自我放松第三式　自我冥想训练

冥想，简单地说就是停止意识对外的一切活动，而达到"忘我之境"的一种心灵自律行为。基本原理是通过想象轻松、愉快的情境（如大海、山水、瀑布、蓝天、白云，公园的漫步，舞厅的旋律，海滨的悠闲，牧场的欢乐等），达到身心放松、情绪舒畅的目的。

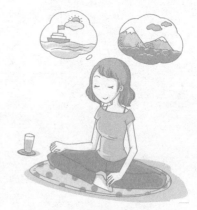

想象训练的效果取决于想象的生动性和逼真性，想象越清晰、生动，放松的效果就越明显。想象训练法能消除疲劳，驱除烦恼紧张，恢复精力。长时间坚持训练，你就能拥有一个健康的心态。

训练也是通过语言引导的。指导词也有许多，自己可以选择一个定下来。

自我冥想指导语示例

现在请你全身放松，闭上眼睛，静静地、静静地观察你头脑中闪现的每一个念头，不要去理它，任它来去……

好，你现在想象秋天的天空……站在高山云巅，仰望湛蓝的天空，显得那么高远、那么幽深……

天空中，行云如流水，又仿佛是一片片棉絮，从天际涌出，悠悠然地从天空飘过，又消逝在无尽的远处……

你可以重复想象指导语描述的情境。如上面指导语，渐渐地，一闭上眼睛，你的头脑中便会显出秋天的景色，一幅动态的、有序的画面。

如果你感觉到想象动态画面很吃力的话，也可以想象你所喜欢的静态画面，或是蓝天白云，或是青山绿水等。

这种训练方法你可以做几分钟、几十分钟或更长时间，如果能坚持不懈地进行训练，通过一段时间你会发现自己的情绪和心理状态都发生了很大的变化。

✎ **自我放松第四式**　自我默想训练

自我默想训练是通过在机体松弛状态下自我默想和暗示某些观念、信条、格言、经验来改善自身的精神状态。

譬如，在自我训练中，默想自我暗示"我的思想敏捷，反应更迅速了"；"我的注意力很集中，努力完成任务"；"我现在眼睛更加明亮"；"一旦决定了就坚决去做"；"没有什么不可以战胜的，事在人为"……由此改善脑的功能。

放松治疗法是在日常生活中进行的，可以自己完成，也可以在家人的帮助下共同完成。然

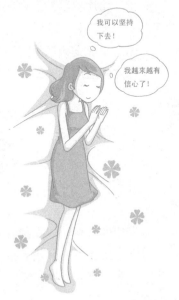

我可以坚持下去！

我越来越有信心了！

而，这种意念的培养与心理的调节并不是短时期就能达到效果的，必须每日坚持。对于产妇来说，这也是一个不小的挑战。

为了督促自己下一步的继续努力，你需要为自己建立一个放松练习记录表，作为鼓舞自己的动力，并且见证自己走向健康的过程。

放松练习记录表

请你按照以下内容的提示如实记录：

年　月　日　　　　具体时间：　　　总计：　　　分钟

今天采用的放松训练方式	
训练完毕时的心情	
今天我眼中的宝宝	
今天我眼中的丈夫	
今天我眼中的周围人和事	
令我沮丧的事情	

一天天记录下去，你会发现你的措辞中少了"低落"、"烦恼"、"急躁"，而多了一些"可爱"、"开心"、"舒服"等字眼。

将放松疗法坚持一段时间以后，你会发现自己又回到了以前的乐观和积极情绪状态当中，最后一栏的"令我沮丧的事情"也会成为空白。

你会发现丈夫比以前更加爱你，宝宝也变得更活泼可爱。

你的生活周围充满了快乐的空气，你被生活深深地打动和吸引了。

 音乐调控情绪

音乐的节奏可以明显改变人的行为节奏和生理节奏，例如，呼吸速度、运动速度和心率。另外，不同的音乐可以引起各种不同的情绪反应。同时，音乐也是一种独特的交流方式。因此，音乐是心理治疗中常用的一种手段。

音乐治疗过程首先必须包括合适的音乐，经过专门训练的音乐治疗师，以及被治疗者，缺少三个因素中的任何一个因素都不能称其为音乐治疗。从被治疗者来说，由于音乐是一种高度抽象的语言。对这种特殊语言的理解，是音乐治疗发挥作用的最关键因素。音乐治疗的效果在某种程度上取决于被治疗者对音乐的领悟力，并不是每个接受音乐治疗的人效果都一样地好。不过，音乐治疗师往往可以通过讲解和引导等方式，带领被治疗者进入某种特定氛围，而不需要被治疗者完全独立地去领悟音乐的语言。

我们这里主要不是介绍音乐治疗，而是介绍大家如何掌握用音乐自己调控情绪的简单方法。

✿ 音乐调控情绪真的有效

音乐调控情绪，是用音乐的审美体验或亲自演奏音乐等与音乐有关的活动，产生调节情绪的作用。音乐激发快乐情感体验的作用取决于音乐的音频、力度、音色等音乐成分对人生理和心理的影响。优美的音乐能提高大脑皮层的兴奋性，改善情绪，激发美好情感体验，振奋精神。同时有助于消除紧张、烦恼、忧郁等不良心理状态。

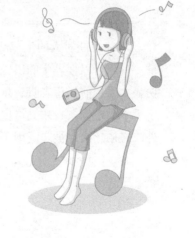

视觉或听觉刺激被认为是诱发抑郁情绪的重要因素。我们之所以选择听觉作为突破口，是因为视觉系统和听觉系统都具有一定的过滤能力，而骨骼传导的声音可以不经过滤作用于大脑和其他重要的神经系统。事实上，抑郁症患者莫名地出现不良情绪和异常行为，相当一部分原因是因为骨骼传导声音刺激了大脑，使大脑不断地产生烦恼情绪。音乐能够刺激耳部神经和大脑，平抚烦恼感，从而有效地抑制不良情绪和不良心境的产生；同时，调节神经系统使之逐步趋于平稳状态。

张艳，24岁，她说："我生完孩子在家休产假。老公每天早出晚归的忙工作，家里大部分时间只有我和女儿。屋里怎么收拾都乱七八糟的，看什么都烦；生物钟也全都乱了，老觉得脑袋嗡嗡作响，想睡个安稳觉时，永远有这样那样的讨嫌事闯入脑中；就算是不想事儿，也会觉得心情很烦躁，想睡睡不着。这种感觉真是一件可怕的事情，不论我把窗户关得多严，龙头拧得多紧，还是老觉得有声音干扰我睡觉。

偶尔一天，我因为睡不着，打开收音机里的音乐频道听歌，声音开得不大，没多久竟然昏昏睡了过去。第二天，我不由得惊讶，原来自己最害怕的声音居然有时候有这么神奇的作用。后来，我试着找一些自己喜欢的安静的音乐在睡觉前播放，把音响调到合适的音量，就一直这么开着，发现这一招真的很有效。几乎次次都能让我安然入睡，渐渐地，我对于窗内外的噪音也不那么敏感了。"

音乐也能对人的生理活动产生影响。近年来国外对动物播放音乐试验验证，音乐可以使乳牛的出乳量大为增加。有人做过试验，音乐降低血压的作用明显。手术前让患者听音乐，可减轻其烦躁不安的情绪，使其肌肉放松，有利于手术的进行。音乐又可提高麻醉效果，减少麻醉用药及镇静药的用量。在国外，音乐疗法已被广泛用于护理工作和手术前患者紧张情绪的放松。

专栏

莫扎特效应

美国加利福尼亚大学欧文公校的劳舍尔（Rauscher）和肖（Shaw）在世界著名的《自然》杂志上发表了《音乐和空间任务能力》（1993），文章说，他们邀请大学生听音乐，然后对他们进行智商测试。大学生在听了10分钟的《D大调双钢琴奏鸣曲》后，在空间推理测试中的得分有明显提高，"与听放松指令和不听音乐时相比，听了音乐的大学生智商得分提高了8分或9分"。

这种现象后来被称为"莫扎特效应"。这一成果经美国《纽约时报》报道，立即产生了轰动。

音乐调控情绪的4种形式

形式之一　接受式

接受式就是通过聆听体验改变生理和心理状态。

简易的办法就是到书店买一本名曲欣赏之类的图书。如果没有，买一本歌曲集，看着歌词听歌，对音乐感受力不太强的人，是个很大的提高。

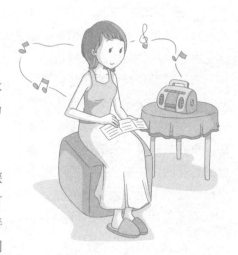

比如，看着《西方音乐赏析》来听《蓝色多瑙河》，就能更加深入、深刻地感受音乐的魅力。你可以知道这首音乐的创作灵感来自诗句："你多愁善感，你年轻美丽、温柔和顺，犹如闪闪发光的金子，真情就在那儿苏醒；在多瑙河，蓝色的多瑙河旁"。歌词大意是：春天和我拥抱，大地在欢笑，蜜蜂嗡嗡叫。风吹动树梢，多么美妙。因此，这个曲子被称为奥地利第二国歌，100多年来誉满全球。还可以知道这是一首典型的维也纳圆舞曲的结构，由序曲、五首小圆舞曲和结束部分构成。然后对照解说，就可以深入领会音乐的意境了。你可以在序奏部分，听出在小提琴微弱的颤音衬托下，圆号奏出引人遐想的主题音调。使人想起晨曦映照的河岸，碧波中的森林倒影。你还可以在第五圆舞曲起伏、波浪式的旋律中，感受到河上荡舟的情景，感受到乐曲最后结束在疾风骤雨式的狂欢气氛。

又如，记住付林填词的《渔舟唱晚》，再去听古曲，就能增强领悟力和感染力。

另外，对于"80"后"90"后的产妇来说，许多通俗歌曲的歌词都能记下来，一些词富有哲理，一些词接近生活，都能够在欣赏音乐的过程中，不仅从曲调，而且从歌词中得到启迪。

形式之二　表演式

不仅聆听还要参与，可以是演唱、演奏，甚至创作。

首先培养音乐兴趣，由音乐赏析入手，逐步到学习演唱歌曲和民族舞蹈、交谊舞的基本动作，参加文艺表演等。如果有人组织大家演唱曲目，带领大家伴随乐曲起舞，效果会更好。我们在街心公园、文化宫、广场，或者在农村场院、家庭院落，都可以看到自发的却是有组织的秧歌队、合唱队、交际舞场、器乐队等。

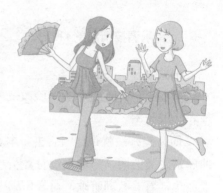

表演式音乐调节方法是由被动性、感受性音乐调控过渡到主动性音乐调控，更容易激发人们的热情和兴趣，在主动参与中渐渐减少抑郁情绪，使自己变得开朗，在主动参与的过程中也可以与周围的人建立和谐的人际关系，在这个过程中逐步恢复自信心。

有条件的，音乐调控至少每日1次，每次45～60分钟，每周5次。

✎ **形式之三　即兴式**

由钢琴或其他乐器为引导，任意选择自己熟练的乐器跟上旋律与节奏或歌或舞。或到歌厅、音乐房、卡拉OK厅即兴歌唱。

✎ **形式之四　以音乐为背景的语言引导**

以音乐为背景的语言引导是音乐想象调控的一种重要形式，能提高情绪的稳定性，且效果要好于单纯音乐调控，有研究表明，其有效率超过60%；国内单纯音乐调控的有效率一般认为很成功的约占到30%。

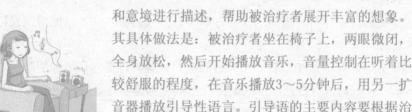

以音乐为背景的语言诱导，是在音乐播放的同时，对音乐所表现的内涵和意境进行描述，帮助被治疗者展开丰富的想象。其具体做法是：被治疗者坐在椅子上，两眼微闭，全身放松，然后开始播放音乐，音量控制在听着比较舒服的程度，在音乐播放3～5分钟后，用另一扩音器播放引导性语言。引导语的主要内容要根据治疗目的预先写好。

以音乐为背景的语言引导调控具有明显的优

点：它可提高人们对音乐的理解性，帮助受治疗者进入一种人为设定的意境之中。

音乐调控情绪的常见曲目

选择曲目标准有三类：第一类是欢快，旋律明快流畅，曲调轻盈优美；第二类是情绪激昂，宣泄郁闷或激发乐观向上；第三类是温厚、中和、沉稳，具有抚慰心灵和心理治疗的作用。

对于"80后"、"90后"产妇，适宜调控情绪的音乐有很多，例如《浪花里飞出欢乐的歌》、《我们的生活充满阳光》、《我们生活比蜜甜》、《在希望的田野上》、《黄土高坡》、《青藏高原》、《小芳》、《北京喜讯到边寨》、《喜洋洋》、《春天来了》、《啊，莫愁》、《花好月圆》、《欢乐舞曲》、《娱乐生平》、《步步高》、《狂欢》、《金蛇狂舞曲》、《欢乐颂》、《莫斯科郊外的晚上》，以及历年维也纳新年音乐会演奏录音等。

当然，听西洋交响乐和中国古典音乐，效果会更好。

如中国古曲中，第一类曲目有：《二泉映月》、《平湖秋月》、《烛影摇红》、《军港之夜》、《杨翠喜》、《山水莲》、《春思》、《银河会》、《仲夏夜之梦》；

第二类曲目有：《大浪淘沙》、《战台风》、《广陵散》；

第三类曲目有：《塞上曲》、《春江花月夜》、《平沙落雁》、《仙女牧羊》、《小桃红》、《江南好》、《春风得意》。

外国乐曲有：巴赫《意大利协奏曲》F大调、《勃兰登堡协奏曲第三首》G大调（希望）；小约翰《蓝色的多瑙河》圆舞曲（明朗）；比才歌曲《卡门》（轻快）；格里格组曲《彼尔·金特》中的《潮》、门德尔松第三交响曲《苏格兰》C小调（畅快）；贝多芬《第五钢琴协奏曲》（皇帝）降E大调、瓦格纳歌剧《汤豪金》序曲；奥涅格管弦乐《太平洋231》。

产后瑜伽训练

什么是瑜伽

　　瑜伽原指驾牛驯马的轭、枷车套，有驯服之意。后指修行。源于印度的宗教哲学。瑜伽训练亦称瑜伽术，源于印度婆罗门教的一种静坐松弛、身心双修的训练方法。在古代，瑜伽修行法用于追求精神解脱；在近现代，瑜伽修行法被作为健身、防病、康复的手段。

　　根据修行方法，分为王瑜伽（强调通过调息、制感、静虑等方法，使精神高度集中，以达到"三昧"解脱）、信瑜伽（通过虔诚信仰，获得解脱）、智瑜伽（通过知识和认识真谛，求得解脱）、哈陀瑜伽（强调肉体修炼）。

　　瑜伽功法的目的在于抵制身体感官不受外界刺激的影响，促进个体内心深处的潜在功能。包括三部分：

　　1. 健身法，如瑜伽操、壮气操；

　　2. 身心双修功，如坐功、倒转功、肩倒立功、犁功、伸背功、鱼形功、蛇形功、虫形功、弓形功、扭背功、前屈功、平衡功、头倒立功、孔雀功、狮形功、紧缩内脏功、腹直肌隆起功、绝对安静功等；

　　3. 调神意念功，如呼吸法、精神能力开发法等。

　　瑜伽功法最基本的原理是静坐放松和言语暗示，以调整自身，达到抑制感官、制止杂念丛生，完成身心双修。其疗法是采取各种各样的体位坐禅，调整呼吸或集中冥想，将人体的"气"、"形"、"意"转化为一个个具体的身体练习方式，通过呼吸、姿势、冥想（意念）三个环节，使身心安定，解除紧张，恢复体内环境和自然治愈力。

　　呼吸　瑜伽呼吸不同于人体的正常呼吸。人体的正常呼吸是无意识的，呼吸频率快，呼吸表浅。而瑜伽呼吸是在意识控制下进行的，呼吸频率缓慢，呼吸深长。

✎ **姿势** 瑜伽姿势通过独特的前屈、后伸、侧屈、扭转等动作方式，改善人体的身体姿势，调节人体的机能状态。

✎ **冥想** 冥想可解释为深沉地思索和想象。瑜伽中的冥想是运用想象调节身心，缓解压力，获得内心平和的良好方法。通过自身感受，记住自己最理想的状态，从而体验心情平和、舒畅的感觉。

❋ **产后瑜伽**

产后瑜伽，主要是瑜伽操。由简单的肢体伸展、呼吸和放松构成，依靠伸展背、肩、腹、臀和腿肌肉，造成一定姿势，以扩展自然运动范围，以此放松神经，增进血液循环。

当采用不同姿势的产后瑜伽操时，作用的部位有所不同，将可以达到放松全身每一块肌肉的目的。一旦学会了产后瑜伽操，就是成功地融入了呼吸训练和静心技术，对于抑郁、烦躁、紧张、焦虑都有较好的缓解作用。

产后瑜伽操，可以先按下面的三角式在家里自己练习。

【三角式】

1. 以脊柱为中心，两脚开立，宽过于肩。吸气，双手经体侧伸展至侧平举，呼气，掌心向下。吸气，髋关节向右送，左手指尖向远伸。

2. 呼气，上体左侧屈，左手触脚，右手向上伸展。两手要保持在同一水平面，左手掌心向前，眼睛向手指尖看，保持2～3次自然呼吸。

3. 吸气，运用腰腹力量将身体带起呈直立，两手指向侧延伸，收腹，立腰。反方向再做一次。

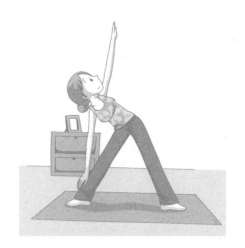

产后满月可以出门以后，到培训班简单培训一下，即可回家自行操作。许多健身俱乐部、活动中心都有瑜伽训练课程供你选择。如果没有条件，可以买一张影碟，自己跟着练习。瑜伽图谱的书籍在书店里是畅销书，买一本照着练习即可。

产后瑜伽操的好处

★培养平静的情绪，缓解产后抑郁。

★缓解和治疗产后的颈椎、腰椎疲劳。

★紧实胸部，防止哺乳后乳房下垂。

★强化手臂肌肉力量。

★帮助紧实腿部和腹部肌肉，减少赘肉，恢复腹部及骨盆肌肉张力。

★改善脚部水肿现象。

★帮助阴道恢复。

★加速体能恢复。

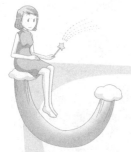

第六章
高悬明镜积极地看待自己
——调节自我意识克服产后抑郁

一些产后抑郁是因为自我意识系统出了问题，不能正确认识自己而导致的。

俗话说：对症下药。在这一章里，我们将告诉大家几种运用自我意识调控的方法，告别产后抑郁。

 自我意识是对认识的自我调节系统

自我意识是个体对自我的认识，或者说对自我及周围的人的关系的认识。它调控着个体的心理活动和行为。

自我意识是一个自我调节系统

自我评价是指一个人对自己的想法、期望、品德、行为及个性的判断和评估。自我评价的标准主要有三个：一是依据他人对自己的态度来评价；二是以与自己条件相似的人为参照物来评价；三是通过对自己心理活动和行为的分析进行评价。自我评价还关系到个人参与社会活动的积极性，也影响到人际关系。

自我体验是自我意识在情感上的表现。它能够使认识内化为个人的需要和信念。另外，它能够引起和维持或制止行动。

自我控制是自我意识在意志范畴的体现。运用诸如自我分析、自我体验、自我鼓励、自我监督、自我命令等激励手段，使动机激发和行动准备在执行中反复进行调整，达到对自己心理和行为的控制。

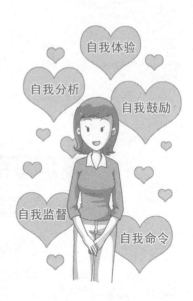

良好自我意识的外在表现

概括起来就是自知、自爱、自控。

自知

1.能够正确认识自我并接纳自我

接纳自我，包括接纳自己的优点和缺点。接纳自我，如同深刻地爱一个人。如果你真正投入地爱过一个人，你就会明白接纳意味着什么。接纳一个人就不会计较他有什么缺点，或者对你的态度怎样，你只是完全的接纳、完全的奉献。

在接纳自己的基础上，学会自我解嘲。当一个人能够以幽默的方式嘲笑自己的不足时，他就获得了超然的心境，这叫大智慧。

2.能够面对现实并不断适应环境。

与现实保持良好的接触，在现实生活中既要保持独立性，又要随时根据情况的变化调整自己；既要有主见，又要虚心听取别人的建议和意见。只有这样，才能不断适应环境。

自爱

自爱就是爱自己，爱惜自己的身体，爱惜自己的荣誉。自尊、自信、自制、自强是自爱的基本内涵。

自控

心理控制是个体关于自己能在何种程度上趋利避害的信念或改变环境中偶发事件的能力。心理控制是一种对自己情绪、情感、信念的自我意识能力。

心理控制表现为一种对自己、对他人及社会的态度，是一种控制自己情绪和动机的能力，是个体认知、思维情感和个性特征的综合表现。

❋ 自我意识系统的积极运转使产后抑郁望而却步

良好的自我意识系统产生较高的自我效能感。

自我效能是指一个人对自己是否能够成功完成任务所具有的信念。自我效能是个体行为改变和自我调节的重要机制。

自我效能影响着个体的情绪反应。在面临不顺心的情境时，自我效能感决定了个体的应对状态、焦虑反应和抑郁的程度。

自我效能低者缺乏自信，面对困境或不如意，不愿做更多的努力和尝试，认为事情比实际更难办。这种信念会造成焦虑、抑郁，使行为失败的可能性增加，进而产生沮丧、抑郁、自责、无价值感等消极情绪，由此进一步降低自我效能感。产后抑郁就这样大摇大摆地来了。

自我效能感高的人，对自己处理好各方面人和事的能力充满自信，对行动的结果总是抱有成功的预期；面临困难和挫折，心情平静，能作持久的努力，克服困难，实现预定目标，由此进一步提高自我效能感。这使产后抑郁望而却步。

提高自尊，克服自卑

自尊是对自己抱有积极的态度，并悦纳自己。

在马斯洛的需要层次中，尊重是一种较高级的需要。这种需要包括两方面，一是对他人认可的需要，称为他尊；二是对自我认可的需要，称为自尊。自尊需要的满足导致快乐，觉得自我有价值、有力量、有地位。如果自尊不够强大，一旦遇到挫折，个体就会感到无能与弱小而产生消极情绪。一部分产后抑郁的发生即是如此。

✿ 自尊包括自我价值感和自我接纳感

✎ **自尊内容之一** 自我价值感

自我价值感是个人基于自我评价产生和形成的一种自重、自爱，并要求受到他人、集体和社会尊重的情感体验。

✎ **自尊内容之二** 自我接纳感

自我接纳感是个体爱护和接受自身及自身具有的特点，认为自己有价值、重要，因而接纳自己、喜欢自己。

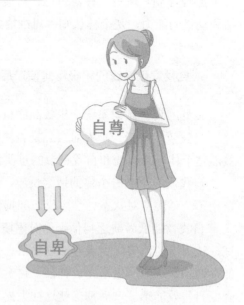

自我接纳的表现：

一是对物质自我的自豪，即对自己身体、衣着、财产等的自豪；

二是对社会自我的满意，即对自己的社会地位、社会名誉的满意；

三是对精神自我的愉悦。

✿ 自尊量表

自尊量表由美国心理学家罗森伯格编制。最初是为了了解青少年整体的自我价值感和自我接受感而设计，也适用于成年人。量表与自信、焦虑、抑郁都有很高的相关。量表内容有10项。采取4级计分：①很同意；②同意；③不同意；④很不同意。高分代表高自尊。

自尊量表

序号	情绪	很同意	同意	不同意	很不同意
1	我认为自己是个有价值的人，至少与别人不相上下	4	3	2	1
2	我觉得我有许多优点	4	3	2	1
3*	总的来说，我倾向于认为自己是一个失败者	1	2	3	4
4	我做事可以做得和大多数人一样好	4	3	2	1
5*	我觉得自己没有什么值得自豪的地方	1	2	3	4
6	我对自己持一种肯定的态度	4	3	2	1
7	整体而言，我对自己感到满意	4	3	2	1
8*	我要是能更看得起自己就好了	1	2	3	4
9*	有时我确实感到自己没有用	1	2	3	4
10*	我有时认为自己一无是处	1	2	3	4

（注：*表示反向计分）

总分＿＿＿＿＿＿＿＿＿＿

❀ 自尊能够带来积极情绪的说法有根据吗

从理论上说，自尊发展会出现异化。自尊发展过强成为虚荣心；自尊发展过弱成为自卑。虚荣心和自卑都是消极情绪，对心理健康产生负面影响，进而对身体健康也产生负面影响。

从直接影响的现象学研究报告看，有学者将自尊、愉快、压抑作为幸福感的3个维度，发现自尊提高，则愉快、幸福感也正相关提高。罗森伯格对1886名10岁左右的男孩研究后发现，自尊与快乐感、生活满意度等积极情绪相关。还有研究发现，自尊对大学生生活满意度和快乐感作用很大。许多研究表明，低自尊的个体比高自尊的个体缓解焦虑更为困难，排除消极情绪的影响也困难。

影响产后抑郁的自尊因素的调节和控制

调控方法之一　珍爱自己

　　珍爱自己，悦纳自己，接受现实的自己，记住"每个人都是独一无二的"和"上帝不会创造一无是处的人"这两条黄金规则。因此，记住"我要好好活着，我要快乐地活着，我绝不会因为一个人或一件事而伤害自己"，"我不会因为对自己不满意而伤害自己"。这时，一切抑郁情绪都会从你身边滑过而不会碰到你。比如，玉霞有了活泼可爱的儿子。可她的丈夫有了外遇，坚决要求离婚，任凭她如何流泪乞求，她的丈夫都不为所动，刚离婚的时候，玉霞觉得天都塌下来了。刚开始那几天，她不吃不喝，天天在床上躺着流泪。朋友来劝她，问道："你就是饿死了，他能心疼吗？不能！这还不是自己虐待自己？难道这样一个负心的人对你不好还不够，你还要再加上一个对你不好的自己吗？难道就因为那个男人

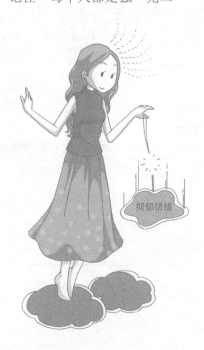

抑郁情绪

走了，你就自己抛弃自己吗？"玉霞一下子明白了，他不爱我没关系，我自己还可以好好地爱自己啊，我要做自己永恒的爱人，永远也不抛弃自己。于是，她的精神振作起来，想买衣服，自己到商场去买，忽然间体会到一种从未有过的自由、放松之感；想吃好的，自己约几个姐妹到小吃店，吃得更随心所欲。渐渐地，她的脸色又如桃花一般光彩照人了。

　　珍爱自己的3种小技巧：

　　★用积极肯定的方式与自己对话

　　一个常常用积极肯定方式与自我对话的人，他的自我价值感会不断提升；相反，一个用消极否定方式与自己对话的人，他的自我价值感会越来越低。试想一下，当一个人总是告诉自己：我行，或者我会努力；而另外一个

人总是告诉自己：我不行，或者我努力也没有用。这两个人自我价值感的最终差距会越来越大。

★把每一天都当做第一天来过

生命是一个既漫长又短暂的过程。朝前看时，你会觉得很漫长；回头看时，你又会觉得很短暂。年轻人喜欢向前看，老年人喜欢向后看。结果是，无论是年轻的人还是年长的人都不约而同的忽略了今天！有一位作家，当她被诊断得了癌症晚期，最多还能活六个月的时候，她告诉自

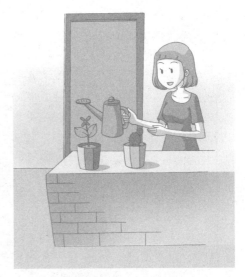

己，从今以后，我把每一天都当做第一天来过，这样，每一天我都努力地去创造；同时，我把每一天都当做最后一天来过，这样，任何时候我都死而无憾，这叫做活在当下。如果你把每一天都当做第一天来过，你将处处遇到新奇和惊喜，每一天都会充满朝气。

★放逐愤怒和仇恨

你可以在心里为自己准备一个黑匣子，把所有不愉快的事情全都装在这只黑匣子里，包括：所有的嫉妒、愤怒，甚至仇恨。装好后把它密封，然后想象着把它带到一个孤岛上。你对自己说，与嫉妒、愤怒和仇恨相伴的人是最傻、最不幸的人，今天我要把它们放逐掉，从此以后，做一个幸福的人！不妨试试看，一定会帮到你。

✏ 调控方法之二　　抓住够得着的幸福

心理学大师詹姆斯在《心理学原理》中提出自尊的经典公式：自尊=成功÷抱负。从詹姆斯的经典定义可以看出，自尊水平的高低取决于两个因素：（1）成功；（2）抱负。

例如，一心要上北大、清华的高抱负的学生，即使上了人大，也会认为是失败，在同学面前抬不起头；而将抱负放低一些的学生上了人大会欢天喜地，感觉非常成功。

对待成功与失败的态度，与抱负水平有很大关系。产后根据实际情况调

整自己的抱负，将其定位在一个实事求是的基点上，这对于提高自尊，去除产后抑郁，是非常重要的。

小王是一家公司的文秘，老总特别喜欢她。于是小王定下了三年内要升到公司高管行列、签订无固定期劳动合同的目标。

孩子还没满月，公司的同事来看小王，说最近公司董事会换了老总，中层干部也调整了，和小王一起的几个人当上了高管。小王一听，顿时觉得自己没面子，大脑一片空白。大家走了以后，小王越想越难受，觉得没脸上班了，甚至没法和单位的同事打招呼了，哭个不停。接下来，就怪老公，非要小孩；怪孩子，连累了自己；怪老爸，不让老妈从小城到南京来帮着带孩子，结果自己生孩子56天以后上不了班。越想越气，无精打采，得了产后抑郁症。

经过心理辅导，小王认为，三年目标，是以牺牲要一个小宝宝的目标为前提的。现在，我实现了生小宝宝的目标，就是实现了自己的一个抱负。有得有失，在单位的抱负可以降低，降低后，与已经实现的生宝宝的抱负加在一起，自我价值感比以前单一的抱负还高呢。于是她将自己事业的自我期望降低——在孩子上幼儿园以前，保持现在的状态即可。这样调整后，小王顿时觉得轻松了，又有说有笑了，与同事又经常打电话、常联系了。抑郁症一扫而光了。

专家解析　小王问题的核心，在于目标的调整或者说抱负的调整：三年内进入高管行列，无固定期合同。降低了这个抱负值，已有的成功（高级文秘）不变，但自尊值却大不一样。由于问题解决得好，由此而得的产后抑郁自然也就烟消云散了。

✎ **调控方法之三**　　进行正确的社会比较

社会比较是指个体把自己与社会上的其他人相比较，对自己的能力、行为水平及活动结果作出评价的过程。

社会比较的结果可能是不愉快的、痛苦的，因此，它是产后抑郁的成因之一。中国人有句古话，"比上不足，比下有余，知足者常乐"。这里，我们建议一个新的比较方法：跨领域进行比较。你把自己在某些领域的长处拿出来与别人的长处进行跨领域的比较。例如：你歌儿唱的好，他数学好，你就用你的歌儿和他的数学能力比，其结果就是各有短长，而不是非要拿你的数学能力和他的数学能力比较，你会很沮丧。所谓人往高处走，水往低处流，那是指我们追求的

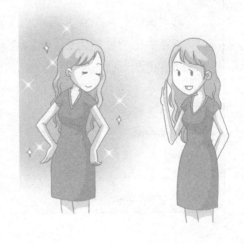

目标，其实，很多时候我们需要给自己设定一条底线，有了这条底线，你就比较容易知足。

★拒绝比较

当两个人在同一个维度上进行比较时，一个人采取不理睬的比较策略，这样可能产生的消极情绪体验就会减少。通俗地说，就是所谓"你走你的阳关道，我走我的独木桥"。

案例

现在小区里的宝宝都是有车一族，而且不只一辆。有的是电动的，有的液压杆的，有的是高锰钢的，一辆就四五千元钱，比大人的自行车还贵好多。孩子的坐车是"奔驰"还是"凯迪拉克"或是国产"夏利"，也是小区里婴儿父母、保姆攀比的一项内容。有的全职太太在家带孩子，就是因为比小孩车而回家和老公大哭，得了抑郁症。

小宋是一家研究院的副研究员。她在小区花园听带孩子的小保姆说"你们家孩子的小车这么旧"的时候说，孩子还不会走呢，就买车、存车、比车，真无聊。别说我没工夫，就是有工夫，我也不比这个。那么贵的车拿到我家，放在门口怕丢了，放在屋子里没地方，哪有我这个破车好？

专家解析

案例中的小宋是聪明的，也是淡然超脱的。你可以通过比车获得优越感和满足感，同时也可以获得自卑感和不满足感。虚荣的人喜欢比较，真正自尊的人不需要通过这样的方式去肯定自己的价值。

★选择新的比较角度

当一个人在某个领域的自我概念受到威胁时，可以通过关注自己其他领域的才能或长处来应对威胁。这种观点认为，当个体的某一领域的自我受到威胁时，个体不需要应对这个领域的自我，而是需要维护一个整体的自我，这时个体通过关注自己其他方面的才能和长处，达到维护总体自我价值感的目的。

三聚氰胺奶粉事件后，小区的很多家长都成了惊弓之鸟，只买国外品牌的奶粉。而这些奶粉乘势涨价，仅此一项，一个婴儿一个月就要花掉1000多元。但是欢欢的外婆说这是外国的奶源，在中国生产的，还是不可靠，于是给欢欢买纯进口奶粉，一听900克就要近400元，一个月要花2000元。小刘每天和小区的孩子妈妈以及保姆们一起带着孩子玩，听到欢欢外婆每天炫耀的唾沫星子乱飞，心理压力挺大，慢慢地觉得自己寒酸，在大家面前抬不起头，产生了严重的抑郁情绪。

小刘的婆婆是个体批发商，听说儿媳带孩子不顺手，从外地来帮她带孩子。她并不知道小刘抑郁的原因，后来知道了奶粉的事，立即哈哈大笑："纯进口奶粉，咱家不需要，咱们母乳喂养，她们还不羡慕死！谁不知道小孩吃母乳好过吃奶粉100倍？欢欢他妈买奶粉是因为自己没有奶水，他们家和咱们比，是没本事才每月多花2000多元。再说，纯进口奶粉批发价是多少我最清楚，他们多花了三分之一的钱！"

听了婆婆的话，小刘顿时心花怒放，心情一下子就好了，晚上老公回来，看她神采奕奕，都有点奇怪了。

这就是选择了新的比较角度：过去比奶粉，现在比母乳。这样的比较，越比越有自豪感。

专家解析

有时候，我们需要用自己的短处去比别人的长处，这样的比较去促使人进步；而另外一些时候，我们却需要用自己的长处去比别人的短处，这样的比较会使人心平气和，产生自豪感和愉悦感。

这一策略又被称为补偿策略。所谓补偿就是通过关注自我积极的方面，来抵消或平衡自我消极的方面。

补偿策略被认为是维护个体自尊的一种机制和应对策略，而且不需要幻想和曲解现实。

★降低社会比较标准

一般说来，人际比较方向可以有三种：平行比较、上行比较、下行比较。

（1）上行比较是与比自己优秀的人比较。这种比较方式一方面会激励我们进步，另一方面也会产生一种自我渺小感，进而产生消极的自我评价。

（2）平行比较是和与自己相似的人进行社会比较。

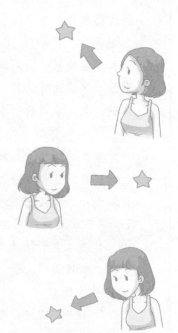

（3）下行比较是与比自己差的人比较。个体遭遇失败、丧失等任何消极生活事件时，个体的自尊、心理健康水平都有可能下降，这时个体和比自己差的人进行社会比较，产生比上不足比下有余的自我优越感，就会维持自尊和主观幸福感。

听人讲过这样一个故事：有一位背着一个口袋，穿着寒酸、佝偻着腰的乡下老太太。老太太吃力地背着口袋踽踽独行。她到早市摆摊。老太太说，她家在离这70多里的乡下，袋子里装的是野酸枣。这东西在乡下不值钱，拿到城里，城里人稀罕，可以换些钱，但每次只能带大半袋子。之所以每次都带这么一点儿，是因为住不起旅馆，不能在城里过夜，带多了如果卖不掉，回家反而是累赘。正当他要为这位老太太伤感的时候，却接着听到她说，自己年纪大了，反正在家里闲着没事，只当是来城里玩，又能赚点钱，这是多好的事！村里好多老太太都很羡慕呢！讲故事的人说到这里，大彻大悟地说道："老太太脸上那真实、幸福的笑容，平淡而又朴实的满足，震撼了我。作为一个写字楼里的白领，我一个月的收入是她的几十倍，但我却找不到丝毫的幸福感。不论是胸怀鸿鹄之志，还是坐拥燕雀之志，都有一个幸福的坐

产后妈妈养心宝典

标，而刻度的差异决定了人的幸福指数不同。有的人把刻度不断加大，超出了自己能力所及的范围，最后自寻烦恼；有的人调整好刻度，摆正自己幸福的位置，就像老太太一样，拥有一条幸福的口袋。"

运用"调整好刻度"的方法，即有了正确的社会比较，就能够充满幸福感。

★应用天才效应

个体应对消极的社会比较，还有一个相反的维护自尊的机制，即夸大优秀他人的能力。这种现象被称之为天才效应。

这种策略一般是在他人明显地优越于自己，而且不易否认社会比较信息的有效性的情况下，个体所采用的维护自我价值感的机制。

案例

小李的孩子从出生后就接受父母的中英双语教育。可想而知，这个孩子长大了英语还得了？小张一比，觉得自己孩子的英语一出生就输在了起跑线上，郁闷极了。

她和丈夫讲。丈夫劝她说："他们两口子现在都在外语大学当老师，他们嘴里不咕噜外语，舌头疼。那个老外丈夫，中国话说不好，不说外国话还憋死呀？这样的人家是凤毛麟角，何必和他们家比？"

小张觉得丈夫的话有道理，仔细琢磨，越想越是这个理。小张的郁闷感消失了。

有位哲人这样说过，"相似的人最容易比较，也最容易产生嫉妒"。一旦发现被比较的对方与自己根本不存在可比性时（比如，地位特别高的人、外国人等），比较的动力就会减弱甚至消失，也就谈不上由比较而产生的嫉妒了。

专家解析

案例中小张的丈夫夸大了小李两口子的地位和能力。使得小张失去了继续比较的动力，因为她意识到人家和咱不一样。小李两口子被推到了"不说外语就舌头疼"的"怪坛"，高不可攀。于是，就像乞丐不会嫉妒国王的富有一样的道理，小张不再嫉妒人家了，自卑感消失了，恢复了以往的自信。

调控方法之四　　克服自卑

自卑是一种消极的自我评价或自我意识，即个体认为自己在某些方面不如他人而产生的消极情感。具有自卑感的人总认为自己事事不如人，自惭形秽，没有信心，进而悲观绝望。

智慧小贴士

人类的所有行为都是出自于"自卑感"以及对于"自卑感"的克服和超越。

——阿德勒

阿德勒认为，人人都有自卑感，只是程度不同而已。他说，因为我们发现，我们自己所处的地位是我们希望加以改进的，人类欲求的这种改进是无止境的，因为人类的需要是无止境的。

其实，适度自卑具有一定的积极动力作用，可以推动个体去追求补偿，最终在某方面获得成功。可以说，自卑感就某种意义而言是通往成功的道路，因为令人难堪的自卑因素往往可以作为发展自己能力的跳板。

而过度自卑就是一种阻力，能扼杀人们继续奋进的勇气和创造力，引发孤独以致自我封闭，甚至会出现心理疾病。

自卑的3个主要特征：

★胆怯怕羞

自卑的人往往具有羞怯的心理，害怕与人交往。在社交场合下表现为退缩，如不敢主动与人打招呼，同不太熟悉的人讲话会非常紧张，不敢看对方，语无伦次，手心出汗，甚至浑身发抖，事后又常常对自己说过的话感到后悔、自责等。这些表现都有可能在心灵深处隐藏着自卑情绪。

羞怯的根本原因是对于安全感的过度追求，不想冒一点点风险。羞怯者常常担心别人否定自己，所以宁愿保持沉默。

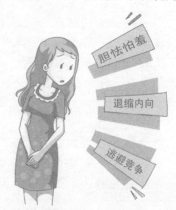

胆怯怕羞

退缩内向

逃避竞争

产后妈妈养心宝典

★退缩内向

自卑心理较为严重的人对结交朋友没有信心，也没有热情和兴趣，往往喜欢独来独往。即使是自卑心理不太严重的人，其人际关系也往往是有问题的，他们疑心很重，表现的很好面子，别人稍不留神就可能伤了他们。自卑者十分在意别人对自己的评价，特别是对朋友和同事的批评，更是难以接受，即使家人的善意规劝，他们也很难正确理解。有时甚至无中生有地怀疑别人讨厌自己，而且表现出愤愤不平。怀疑是自卑的同盟！怀疑会使人表现得犹豫不决、瞻前顾后、很难行动。

★逃避竞争

自卑感严重的人往往对许多事情都充满着恐惧。其实，仅仅恐惧是不会自卑的，这些人一方面十分希望自己出人头地，另一方面又对自己的能力不自信，同时对别人也充满怀疑，因而导致恐惧，最终表现为自卑。因此，他们大都尽量回避参与任何竞争。

克服自卑的几种方法：

★树立目标

有目标生活就有希望，生活中充满希望，人也就会充满活力。拿破仑·希尔举了一个真实的例子，说明一个人若看不到目标，就会有失败的结果，目标是人们前进的动力。

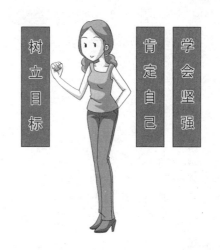

1952年7月4日清晨，加利福尼亚海岸笼罩在浓雾之中，在海岸以西21英里的卡塔林岛上，一个34岁的女人涉水下到太平洋中，开始向加州海岸游过去。要是成功了，她将成为第一个游过这个海峡的女性。那天早晨，海水冻得她身体发麻，雾很大，她几乎看不到护送她的船。15个小时以后，她又累又冷，她知道自己不能再游了，就叫人拉她上船。她的母亲和教练都在另一条船上，他们都告诉她海岸很近了，只有不到一英里了，但她朝加州海岸望去，除了浓雾什么也看不到。她放弃了，人们拉她上船的地点，离加州海岸只有半英里！后来她说，半途而废不是因为疲劳，也不是因为寒冷，而是因为她在浓雾中看不到目标。两个月后，她成功地游过同一个海峡，不但成为第一位游过这个海峡的女性，而且比男子的记录还快了大约两个小时。

给自己制定的目标要具体，而且是经过自己的努力有可能达到的。不切实际的目标难以达到，反而会更加自卑。

★肯定自己

学会肯定自己，是克服自卑的重要方法。肯定不是要等到十全十美才进行，而是对于自己的每一点哪怕极其微小的进步也去肯定。例如，我今天和某人说话没有感到紧张，我终于敢看着别人说话了，我主动向某人打招呼，我主动给别人敬酒……这些事情看似微不足道，它们恰恰就是自卑心理严重的人很难做到的。有时，不仅仅是肯定，还可以给自己一点点奖励，这也是一种自我激励。

温馨小贴士

一个人只有了解自己的优点和优势，才能真诚地相信自己。

当一个人处于自卑中时，往往是没有看到自己的优点和长处，而只把眼睛盯在了自己的短处。其实，每个人都有自己的特长，只是看你是不是善于发掘它们，并且能够很好地去发挥它们。

★学会坚强

自卑感比较严重的人往往缺乏坚强的品质或者坚忍不拔的毅力，他们的犹豫不决、恐惧心理以及过度在意别人的评价等都成为坚强意志的障碍。越是犹豫徘徊，成功的几率就越低，结果就越觉得不如人，然后就越发的自卑，最终形成一个自卑怪圈，作茧自缚。

要想走出这个给自己设的自卑怪圈，就必须鼓起勇气找到突破口。学会坚强就是一个突破口。一旦为自己确定了一个目标就要勇往直前，前进的过程比结果更重要！如果你能够认识到，所有的结果其实也是过程，失败和成功都是不同的过程体验，就不要再害怕失败，你就有了勇往直前的勇气。如果你赶不走自卑，那么让阳光注入，自卑感自然就退却了。

十个想法不如一个行动。

提升自信心训练

自信的人能够正确合理地表达自己的需要和感受。不自信的人似乎不相信自己的感觉、信念或想法是合理的，他们似乎认为别人的要求比自己的要求更合理，也更重要。当遇到不公正待遇的时候，他们不知道该如何去表达，他们在成长过程中不断怀疑自己。

 训练步骤

步骤一 了解自己目前是否不自信

首先评价一下自己对下列事情的处理方式，如果发生以下情况，你会怎么办？

1. 开车回家后，发现别人占用了你的车位：你会_____。

2. 和朋友约定的时间已经过去一个小时，朋友还没有到：你会_____。

3. 某同事总是打断你的话：你会_____。

4. 领导明显的是冤枉了你：你会_____。

5. 朋友请求你帮她一个忙，但你现在确实顾不上：你会_____。

6. 别人的看法与你的看法不同：你会_____。

7. 寻求合作遭到拒绝时：你会_____。

8. 知道自己犯了错误时：你会_____。

9. 遇到不公正待遇时：你会_____。

以下想法或做法是不自信的例子，你不妨比较一下自己是否也会这样：

1. 开车回家后，发现别人占用了你的车位：你会不知所措。如果不做声，心里生气，还担心下次再被占了怎么办？去找物业来处理，又怕遭到占车位人的报复，于是，气得一夜没睡着。

2. 和朋友约定的时间已经过去一个小时，朋友还没有到：你会心里很生气，觉得他没有把你放眼里，以后再也不理他了。

3. 某同事总是打断你的话：你会觉得对方不尊重你，心里非常气愤，下次你会找机会以同样的方法对待她。

4. 领导明显冤枉了你：你会记恨在心，等以后有机会报复他。

5. 朋友请求你帮她一个忙，但你现在确实顾不上：你会实在不知如何是好，告诉她又怕她不信，不告诉她又确实无法帮她，左右为难，最后自己的事情没处理好，朋友的忙也没帮上。

6. 别人的看法与你的看法不同：你会怀疑自己的看法，心里很难受。

7. 寻求合作遭到拒绝时：你会暗下决心，再也不会找他合作，即使是必要的。

8. 知道自己犯了错误时：你会看不起自己，怪自己太笨。

9. 当遇到不公正待遇时：你会敢怒不敢言，寻找机会报复。

假设在你的想法或做法与上述大多数情况类似，那么，你可能是不自信的。

步骤二   了解自信的想法或做法

以下想法或做法是自信的例子，如果你也会用类似的想法或做法去处理，那么，你可能是比较自信的：

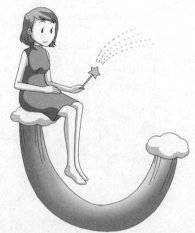

1. 开车回家后，发现别人占用了你的车位：你会留一张字条放在对方车上，希望他以后不要再占用别人的车位，然后找个地方把自己的车子放好。

2. 和朋友约定的时间已经过去一个小时，朋友还没有到：你会打个电话问他发生了什么事情，然后再决定是否继续等他。

3. 某同事总是打断你的话：你会觉得对方只是急于说明自己的观点，如果经常发生类似情况，你会找个机会提醒他一下。

4. 领导明显冤枉了你：你会寻找机会，澄清事实真相；如果暂时没有机

产后妈妈养心宝典

会，那就先放放，有些事情的改变需要时机。

5. 朋友请求你帮她一个忙，但你现在确实顾不上：你会告诉她现在实在顾不上，如果可能让她知道你正在做的事情，由她自己去判断你自己的事情确实比她的更重要，以后如果有机会再去用其他方式弥补朋友，没有机会也没有关系。

6. 别人的看法与你的看法不同：你会虚心听取别人的看法，同时认真思考自己的看法，而后判断到底孰是孰非。

7. 寻求合作遭到拒绝时，你会直接与他沟通拒绝的理由，如果对方只是因为时机还不成熟，以后如果必要还会找他合作。

8. 知道自己犯了错误时，你会认真总结经验教训，以后避免犯同类错误。

9. 当遇到不公正待遇时，你会据理力争，但不会得理不饶人。

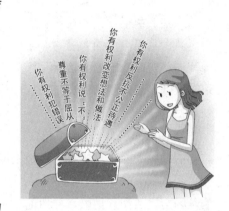

✎ **步骤三** 了解导致你不自信的错误观点和使你自信的正确观点

序号	错误观点	正确观点
1	你不应该把自己的需要放在别人的需要之前，否则你就是自私自利的	你有权利把自己的需要放在第一位。你可以发扬风格先人后己，但别人无权这样要求你
2	犯错误是可耻的	你有权利犯错误
3	你不应该反对权威，应该尊重他们的意见	尊重不等于屈从
4	遇到不公正待遇你也应该接受	你有权利反抗不公正待遇
5	既然说了就必须做到	你有权利改变想法和做法
6	你必须认真听取别人的意见	你有权利不理睬别人的不合理意见
7	你要尽量容忍别人	你有权利说"不"
8	对别人的要求你应该有求必应	你有权利拒绝别人的不合理要求
9	你应该合群	有时，你有权利选择独处

仔细读读表格里面的内容，检讨一下自己平时为什么会不自信，也许与这些错误观点有关系。

✏️ **步骤四** 了解三种基本人际关系

有三种人际关系模式最为普遍：咄咄逼人式、被动式和不卑不亢式。

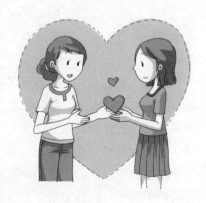

咄咄逼人式的潜台词是：我是高人一等的，你们都不如我。这不是真正自信的表现。一个真正自信的人是内心骄傲，而外表谦和的。有时咄咄逼人恰恰是因为不自信，怕被人瞧不起，故意做出来的反向行为表现。

被动式的潜台词是：人们之间是不平等的，也是具有很大差异的。我是软弱的、我不能处理好许多事情，同时我也是怕担责任的。

不卑不亢式的潜台词是：每个人都是平等的，身份地位的差异更多反映的是因为机遇和其他因素导致的个人发展机会不同，这些东西不能说明人与人之间是不平等的。

采取不卑不亢的方式与人相处，你就能赢得尊重和信任，从而提升自己的自信心。

✏️ **步骤五** 不要为别人的期待而活

这方面最常见的例子是，产妇常常会为长辈生男孩或女孩的期待没有实现而自责，使自己产生严重的自卑心理，最终产生产后抑郁。对别人的期待固然要考虑，但是最根本的我们要有自己的目标和自己的主张。所以，树立自己生活的目标是非常重要的，否则，你就容易把别人的期待当做自己的目标而不断的想办法去迎合，最终失去了自我，更谈不上自尊自信。

温馨小贴士

把他人对你的期待看作是信任和激励，积极的理解这种期待将成为你前进的动力；反之，它将成为你前进的包袱。

产后妈妈养心宝典

✳ 成功信念五步坚定训练

有的产后抑郁患者患病的原因，是因为对自己缺乏信心，担心工作、育儿、家庭生活不成功。运用成功信念坚定训练的五个步骤，可以帮助一些朋友解决这方面的问题。

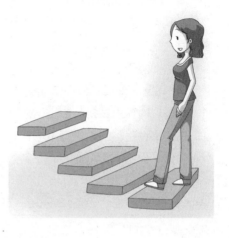

例如：

（1）陈述：我晋升讲师的材料被退回来了，原因是我的论文不够。我评不了中级职称了。

（2）改写：到现在为止，我还没有评上中级职称。

（3）原因：因为过去我不不知道要两篇以上论文，所以这次我没能评上中级职称是论文不够的原因，而不是因为产前和产后休假。

（4）假设：当我能有两篇以上发表物，我便可以晋升职称。

（5）行动：一边休产假，一边抓紧做论文。产假和写作齐头并进，两不耽误。

我的成功信念坚定训练表

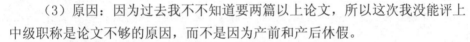

步聚	方法	提示	自己的内容
1	陈述	我（在A事件中）遇到了难题，我做不到A	
2	改写	到现在为止，我还没有做到A	
3	原因	因为我过去不懂得（　　）所以到目前为止，我没能做到A	
4	假设	当我明了原因并努力（　　），我便可能做到A	
5	行动	我可以去学（　　），我将会实现A	

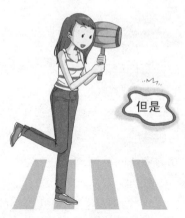

但是

❋ 但是反驳法

在改变产后抑郁的方法中，有一种叫作"但是反驳法"。这种方法告诉你如何抛弃"但是"的想法。

具体做法是，将一张纸分为两栏，一面是"但是"栏，一面是"但是"反驳栏。如果反驳"但是"的理由站得住脚，会逐渐增强你的自信。这个过程不断地进行下去，直到驱逐了所有借口，你的情绪将会有一个新的面貌，也许抑郁情绪在不知不觉中逃走了。

序号	"但是"栏	"但是"反驳栏
1	我应该好好照看孩子，但是我一想到孩子哭个不停就烦，心情不好	A. 如果不好好照看孩子，发育受影响，再得了病，心情会更坏 B. 把孩子照料好，会有幸福感和成就感，心情会好的
2	但是我没有这方面的知识，从头学习太费时间	A. 万事开头难。各种方法学过一次以后，慢慢地重复多了，就轻车熟路了 B. 可是没学习时，我的时间也没有得到有效利用，都用来烦恼和发愁了。不如马上行动
3	但是现在行动，我不知道从哪儿入手，肯定学不会	A. 不会做可以看书，也可以向人请教，还没开始，怎么就认为一定学不会？ B. 明天让丈夫去书店买几本育儿的书籍，具体办法也能学一些 C. 利用每天出门晒太阳的机会，主动向邻居大妈们请教，会有大收获
4	虽然有收获，但是还不太顺手，效果也不显著，我没有信心了…… （没有但是了。这个问题上的借口都击破了）	A. 只看书或只听别人说，有的事情确实不一定就学得好。关键事情上请有经验的朋友来示范一下，比如给孩子喂药 B. …… （学会了。孩子越带越顺手，情绪越来越好，抑郁情绪没有了）

产后妈妈养心宝典

格言激励法

可以找一些哲理性的名言抄录在一张纸上，最好每天朗读其中的几条，并熟悉其中的含义，以激励自己。

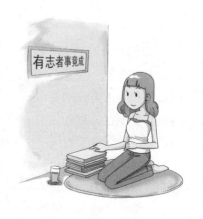

如了解越王勾践"卧薪尝胆"和项羽"破釜沉舟"的故事。蒲松龄对此发表的传世名联：

有志者，事竟成，破釜沉舟，百二秦关终属楚；

苦心人，天不负，卧薪尝胆，三千越甲可吞吴。

还有严于律己，宽以待人等。

用心琢磨其中的味道，反复进行强化，终会转化为应对挫折的能力。于是，克服产后各种困难的行动就会更加主动积极，产后抑郁也就撤退了。

建立积极的自我意象

 药剂师和外科医生的惊人发现

自有人类以来，不知有多少圣贤、学者，一再强调信心、勇气的重要。但是没有人能够指出用什么方法可以快速有效地增强勇气和信心。直到20世纪初，美国药剂师古尔发现了了不起的法宝。有一次，一个急于治病的顾客来到古尔的药房，要买一种必须得有医生处方才能买的药。此人没有医生的处方，古尔当然不能卖给他。但他软磨硬泡，非要买这种药不可。古尔只好拿一种没有任何药性的糖衣片，谎称是那种药给了那个顾客。数天后，那个顾客再次来到古尔的药店，盛情感谢古尔的药治好了他的病。到底是什么原因治好了他的病？其实是心理因素在起作用，是这个人以为买到了特效药。古尔觉得这里面大有学问，于是开始研究心理学。他终于发现：人人都有一个看不见的法宝——心理上的积极自我暗示——所谓的安慰剂效应。

我们再来看一个外科医生马尔茨的发现。

马尔茨是一位世界级整容医生，毕业于哥伦比亚大学，曾在英、美、法、德和拉丁美洲的许多国家行医。许多大人物、大明星都是他整容成功的。马尔茨在为患者做手术时发现：一位外科整形医生，不仅能改变一个人的面貌，他还能改变一个人内心的自我。手术的整形不仅限于皮肉表面，同时还能触及心灵的深处。有些患者，由于外貌丑陋，在事业上总是缺乏信心，常以失败者的形象对待生活。经过整容后，由于外貌的变化，使自己有了一个全新的形象，就能以一个成功者的姿态去开创事业。但是，也有一些整容后仍然不能树立全新的自我形象的案例。马尔茨发现，促成个性转变的关键，并不仅仅由于面孔本身，而是存在着某些特定的东西。当这些东西被重组后，整个人本身也会随之改变。那么这些特定的东西是什么？就是自己对自己的评价，以及自己对自己所有评价所组成的自我意象。他的这个自我意向的观念圆满地解释了他20年来的困惑，大部分人整容后变得快乐，因为他的自我意象改变了；小部分人整容前不快乐，整容后依然不快乐，因为他

专栏

皮格马利翁效应

皮格马利翁是古希腊神话中的塞浦路斯国王。他在一座少女雕塑像前竟钟情这个少女，最后竟使这座少女雕像变为真人，与他结为伴侣。

英国著名剧作家萧伯纳根据这个故事以"皮格马利翁"为名写了一出喜剧，这出喜剧的主题是：你预期什么你就得到什么。

1966年，著名心理学家罗森塔尔借助于皮格马利翁神话，称这种现象为"皮格马利翁效应。"

们的自我意象没有改变；还有小部分人整容后情绪更为低落，因为他们的自我意象在整容后降低了，觉得自己比以前更糟糕。这种自我意象就是"我属于哪种人"的自我肖像，一旦某种与自身有关的思想或信念进入这幅肖像，它就会变成真实自我的组成部分。

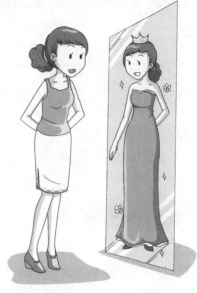

✳ 自我意象是积极自我暗示产生的内在形象

自我意象的使用目的是将失败者的自我意象改变为成功者的自我意象。如果一个人现在的自我形象是负面的，自我意象就要求他去改变。

威瑟尔博士说："如果我们在心里把自己想象成被恐惧包围、没有斗志的角色，我们必须抛弃这幅图像，坚定地抬起头来。这是一幅错误的图像，必须加以根除"，"我们必须认识改变的可能性，相信处在改变过程中的自我。旧的失败感必须清除，它是错误的，而我们不应该相信错误。"这种改变，是明确自我意象的原理以后，人们要按照成功目标来建立新的自我意象。

心理学家认为，这种现象的真正关键，在于一个先定的期望一旦存在，人们有意无意地会按照能够导致这种期望变为现实的方式去行动，这种行动诱发和促成了所期望事件的实现。期望者对此往往没有清楚的意识，而是认为自己所料果然不错。这也就是所谓的"预言自我实现"或"预言自动实现"现象。

先定的期望越是强烈，对预先存在的观念越是坚信不疑，其对人的心理和行为的影响也就越大，自我实现效应也就越明显。这是一种"可感"性，它是自我信念的形象化，是"皮格马利翁效应"的最大化。

在现代心理学上，已经用"自验预言"的定义来代替"皮格马利翁效应"，并明确其含义是"在有目的的情境中（如求学），个人对自己（或别

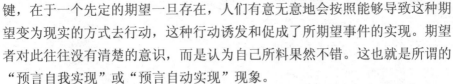

人对自己）的预期，常在自己以后行为结果中应验"

🌸 自我意象形成的两个要点

✏️ **要点之一**　建立现实的自我意象

自我意象不是要创造一个无所不能、自高自大、随心所欲的自我，而是建立在现实基础之上的。

个体必须认识自己的长处和弱点，并且认真对待它们，做到了解自己，信任自己并悦纳自己。实事求是地对待自己的长处和缺点，不以自己为耻，也不以自己为大，所谓"处草野之日，不可将此身看得小；居廊庙之日，不可将此身看得大"。

坚持扬长避短的原则，建立一个恰如其分的现实的自我意象。

✏️ **要点之二**　保持与自我意象一致的言行

当自我意象完整而稳固的时候，个体会有良好的自我感觉，并且会感到自信，会自由地作为"我自己"而存在，自发地有创造性地表现自我意象。每个人把自己想象成什么人，就会按那种人的方式行事。

🌸 自我暗示法

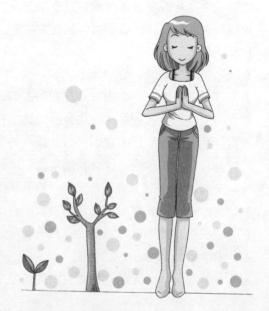

自我暗示激发了潜意识的力量。而潜意识就像一座肥沃的田园，如果我们不去播下美丽果实的种子，杂草就会在这里蔓延生长。我们可以有意识地运用我们的想象力去播下积极的种子，摆脱阴影，走向光明，防止破坏性的种子入侵这块田园。自我暗示的时候有以下几点需要注意：

★积极词汇

对自己的暗示要使用积极正

面的词汇。例如，你要暗示自己"不要自卑"，你就要告诉自己"我要自信"；你要暗示自己"减肥"，你就要说"健康、苗条"，等等。

★简洁句子

暗示的句子尽可能的简洁。例如，"我要自信"、"我会成功"、"我一定能坚持"，等等。

★感情真挚

当你在自我暗示的时候，你要对自己想象的形象满怀激情，真诚地相信。

还原自己的年轻美丽

怀孕、分娩和产褥期，把一些产妇的美丽掩盖起来了。头发稀了、黄了；脸上长斑了；腰粗腿壮、乳房下垂，身材走样了；衣服穿得也不在意了，别人看着邋遢，自己也觉得老了，青春不在了，心里多了几分哀愁和郁闷。

有人说，要以风韵、礼仪、情趣的内涵烘托穿戴、形体、姿态的外形；以靓丽、自然、端庄的外形，表现柔情、品位、善良的内涵。许多杰出的成功女性，不仅仅在事业上具有骄人的成就，在自我形象塑造方面也是相当得体，深得大家的喜爱。

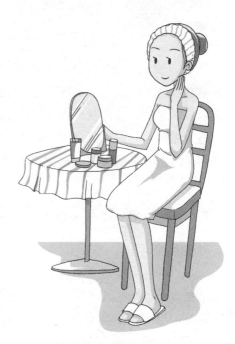

因此，还原自己的年轻和美丽，不仅可以驱逐消极郁闷的心情，还可从中找回自尊和自信。这是战胜产后抑郁的有力措施。

小王生完小孩后身材明显发胖，并且好久也瘦不下来。她非常懊恼。生孩子以前的所有衣服都穿不了。丈夫都管她叫"水缸"。小王每天在丈夫上班后，一边照镜子一边哭，心情坏极了。

于是她每天坚持节食，并且买了一套健身器械，效果一天天显现出来。过了几个月，她买了一套自己喜爱的衣服，穿在身上展示给出差回来的丈夫看。丈夫大惊失色地说，你怎么几个月就变成仙女了？

小王心花怒放，让别人看，大家都说苗条了，年轻了至少10岁。那些烦恼郁闷一扫而光。

❀ 美丽自助一：产后健身操

健身操具有独特的时代感、轻松感、节奏感和优美感，给锻炼者的体内注入活跃的因子和充沛的精力，从而获得强身健美、自我保健的良好效果。同时，健身操又简单易学，是绝大多数人都可以通过学习掌握的。

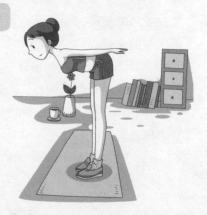

❀ 美丽自助二：产后健胸操和使用胸罩

健胸操

乳房丰满是女性特有风韵的表现。恰当的乳房护理可以维持乳房的外形，缓解孕期乳房的不适，同时减少哺乳期并发症。

胸部健美操对胸部健美大有帮助。可以选择的做法有很多，找到一种适合自己的坚持去练习。

穿戴乳罩

乳罩可以帮助维持正常而又美观的乳房外形。由于乳房没有随意肌，若不用乳罩支托，产后的乳房外形则容易改变。合适的乳罩应该具备可以随意调节松紧的特点。乳罩支持乳头所在的正确位置应是乳头连线在肘与肩之间的水平位。

美丽自助三：肌肤调养

产后出现的肌肤方面的困扰，是一些产妇发生产后抑郁的一个原因。困扰主要是肌肤干燥、发暗、气色不好；妊娠中长的褐斑、雀斑不褪等。

人体抵抗衰老和疾病的关键是依靠人体自身的免疫系统，而免疫系统的活力在很大程度上依靠适当营养物质的摄取。良好的营养补给会为你的免疫系统提供支持。

多食含维生素C、维生素E及蛋白质的食物，如苹果、柠檬、杏仁、芝麻、大枣、花生米、核桃、丝瓜、大白菜、香菇、枸杞、薏米、蜂蜜、肉皮。

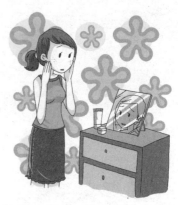

三餐定食定量。不可暴饮暴食。

多吃新鲜水果。正确的吃水果时间在餐前，这样，既可让水果中的糖分阻挡饥饿感，同时还可以充分吸收水果中的维生素、矿物质等营养。

少喝或不喝甜饮料。一听可乐含糖分34克，热能相当于一碗米饭。

美丽自助四：运动减肥

一定程度的运动可以燃烧身体的脂肪，从而减肥。每天坚持运动30分钟以上，做完运动以后脉搏在130次左右的强度，就可以达到燃烧脂肪的目的。

坚持有氧运动。通常意义上的有氧运动是指以增强人体吸入、输送与使用氧气为目的的耐久性运动。在有氧运动中，人体运动需要能量，而人体的能量来源通过体内营养物质的化学反应分解释放，这些化学反应分解释放能量需要氧气，所需氧气以能通过外界及时吸入满足需要，需要的氧气与吸入氧气处于动态平衡状态。通过体内一系列的需要有氧气存在的化学反应称为有氧代谢。所需能量主要是通过有氧代谢获得的，都是有氧运动。简单地说，能及时满足身体所需要的氧气的运动就是有氧运动。常见种类包括走步、跑步、骑车、游泳、跳绳、做健身操及一些中低运动强度且能持续时间较长的运动项目。

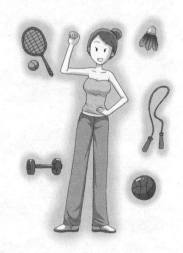

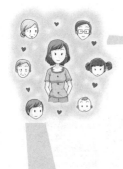

第七章
编出其乐融融亲情网
——良好家庭关系助你
克服产后抑郁

从呱呱坠地的那一刻起，我们便开始了自己的人生之旅。还在产房中，我们便开始被不同的人所包围：父母、祖父母、医生、护士和亲朋好友，接下来是幼儿园阿姨、老师和同学，再后来是领导、朋友、邻居和同事，有时也有敌人，等等。与他们的互动、磨合、交流或竞争构成了一个人生活的基本内容。无论你是否善于察言观色，也无论你是否善于与人交流，你都无法躲开人际交往和交流的过程。

许多产后妈妈，因为不知道该如何让身边的人了解自己的感受和需求，而导致郁闷情绪的经常发作。在这一章里，让我们一起来学习如何在产后的家庭生活中，如何用积极正确的方式表达自己的感受和需求；学习如何了解家人的想法，与家人和谐相处。

 家庭成员关系及其对心理健康的影响

家庭是以血缘、婚姻或收养关系为基础组成的社会基本单位。包括父母、子女及其他共同生活的亲属。根据成员之间的关系，可分为联合家庭

（即大家庭）、直系家庭、核心家庭、缺损家庭；根据夫妻婚姻状况，可分为完整家庭、单亲家庭、再婚家庭。

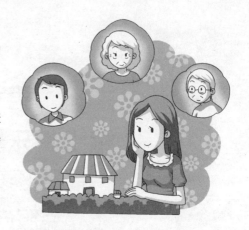

家庭中的每个成员，往往承担多种不同的角色，形成错综复杂的家庭关系。主要形式是婚姻关系（夫妻）和亲子关系（家长与子女）。

🌸 家庭成员关系的三种模式

✏️ 第一种模式　亲密和信任型

主要表现为夫妻之间互敬、互爱、互让、互谅，代际间尊老爱幼。亲密和信任是家庭成员心理相容和构建心理共同体的基石，是家庭关系和谐的基本内容。

只要心理共同体不破裂，家庭成员即使离散，家庭关系仍然存在。

有研究表明，人际信任得分高的人与得分低的人相比，具有以下特征：（1）撒谎的可能性小；（2）欺骗和偷盗的可能性小；（3）给别人留有机会和余地；（4）不侵犯别人的权利；（5）与他人冲突或适应不良的可能性小；（6）招人喜欢；（7）值得信任；（8）不太容易上当；（9）比较聪明。

✏️ 第二种模式　矛盾和障碍型

主要表现为家庭成员间经常处于矛盾和障碍的人际关系之中。

社会方面的影响因素主要有社会的政治、经济地位差距等；文化方面的因素主要有语言不同、生活习俗不同、宗教信仰不同以及受教育程度不同等；个体方面的因素有个人的价值观不同、兴趣爱好不同、生活习惯不同、性格特点不同等，这些因素都有可能成为家庭矛盾和沟通障碍的影响因素。

✏️ 第三种模式　冲突和争斗型

这是家庭成员由于价值观、生活态度、生活方式以及利益关系发展到相互对抗的比较严重的情况。

家庭冲突是家庭成员之间因关系不协调而产生的严重化、公开化的矛盾和对立。主要包括夫妻冲突、直系家庭中的婆媳冲突、代际冲突等，其中最基本的是夫妻冲突。若经常发生而又没有及时解决，会导致家庭的不稳定和家庭功能的失调，甚至家庭结构的解体。

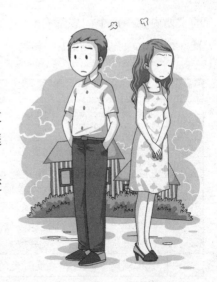

家庭成员人际冲突有一个由量变到质变的过程。最初可能只是人际关系不协调、紧张，慢慢会发展到人际排斥，情感上互不相容，也可能表现为比较隐蔽的人际内耗，即表面上和和气气，实际上互不服气，彼此将精力消耗在明争暗斗上。其极端形式是人际关系决裂，最终导致家庭解体。

家庭成员关系的质量及测量

常用的考察方法有两种。第一种是从亲密度和适应性来考察；第二种则是从适应、合作、成长、情感及其亲密等五个方面来考察。

从两个方面考察家庭关系

这样考察的基本观点是，家庭成员关系的主要成分是亲密度和适应性。

亲密度，即家庭成员之间的情感联系；适应性，即家庭体系随家庭处境的改变和家庭不同发展阶段出现的问题而相应改变的能力。

从5个方面考察家庭关系

Smilkstein（1978）设计了APGAR家庭功能问卷，从适应度、合作度、成长度、情感度及亲密度5个方面提出5个问题，这些题目代表了家庭成员关系

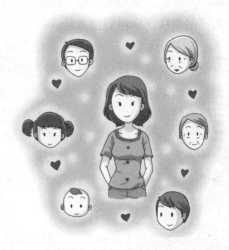

的主要内容。每个问题都有3个答案供选择，"经常这样"得2分，"有时这样"得1分，"几乎很少"得0分。

家庭功能问卷

序号	题目	经常这样	有时这样	几乎很少
1	当我遇到困难时，可以从家人得到满意的帮助	2	1	0
2	我很满意家人与我讨论各种事情以及分担问题的方式	2	1	0
3	希望从事新的活动或发展时家人都能接受且给予支持	2	1	0
4	我很满意家人对我表达感情的方式以及对我的情绪反应方式	2	1	0
5	我很满意家人与我共度时光的方式	2	1	0

总分：7～10分，表示良好；4～6分，表示一般；0～3分，表示不好

❋ 家庭关系对产妇心理健康的影响

家庭中各种关系协调，家庭气氛和谐，有利于产妇的生理和心理健康。完善的家庭支持系统是预防和抵御产后抑郁症的最好盾牌。除了丈夫要给妻子足够的关心外，其他家庭成员也是这个支持系统不可或缺的组成部分。假如产妇感觉到身边每一个人都把她生孩子当做一件很重要的事情来对待，她内心的期待就会得到很大的满足，也就不容易发生焦虑和产后抑郁。

除了表示关心，身边的亲朋们还要积极为产妇提供切实的帮助。比如，有经验的长辈通过自己的亲身经历和其他经验以及示范、调理饮食等，为产妇提供诸如下奶、给孩子喂奶、产后妇科不适等切实有效的帮助。这些帮助可以减轻压力感，增强信心，抵御抑郁情绪。

在人际关系不和谐甚至是冲突的家庭中，产妇发生产后抑郁的可能性要大得多。用良好的心态和正确的方法处理产后的家庭成员关系，是远离产后抑郁的重要一环。

婚姻适应、婚姻咨询和婚姻治疗

在核心家庭中，夫妻双方既要按照自己的方式，又要按照对方的期待，分别扮演妻子和丈夫。

一方的表现越清晰（强交流），同时又具有易交流性（可渗透性），另一方的角色期待了解就越明确，夫妻间越易于形成有效的双向互动，家庭规则的形成也越快。

反之，双方的交流性都较弱，交流层面的限制性多，虽然有时表面看家庭冲突少，但可引起交互反应的内容却很少，家庭关系僵硬，这是许多神经症、抑郁症、适应性障碍患者的家庭交流模式。

产后抑郁的家庭关系成因中，首要的是夫妻关系存在问题。

婚姻适应

夫妻双方共同为建立和保持美满、和谐的婚姻家庭关系而做的调整行为，是婚姻适应。

婚姻适应的六项基本原则

1. 一致的价值观
2. 志同道合
3. 互谅互让
4. 沟通畅通
5. 合理分工与合作
6. 履行婚姻的责任和义务

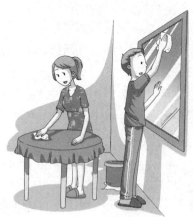

贯彻婚姻适应原则的具体做法

序号	婚姻适应原则	培养和贯彻的具体措施
1	一致的价值观	1-1 1-2 1-3
2	志同道合	2-1 2-2 2-3
3	互谅互让	3-1 3-2 3-3
4	沟通畅通	4-1 4-2 4-3
5	合理分工与合作	5-1 5-2 5-3
6	履行婚姻的责任和义务	6-1 6-2 6-3

❋ **婚姻咨询**

婚姻咨询的主要内容包括：

有关性生活及性器官疾患的问题；

与婚姻有关的心理问题，如夫妻感情不融洽、相互排斥、不安、恐惧、缺乏性爱等；

已经决定离婚者或已经离婚者，情绪、情感的调节与适应问题；

与婚姻有关的伦理与法律问题。

有关专业人员为已婚来访者对婚姻关系所出现的困难所做的咨询，可以帮助产后抑郁者在相互理解的气氛中进行沟通交流，克服婚姻中出现的困难，协调婚姻关系。

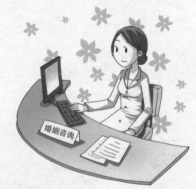

婚姻咨询

❋ 婚姻治疗

对婚姻关系出现问题的一方或双方进行心理治疗，旨在改善夫妻间的婚姻状态。

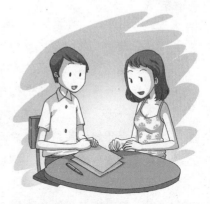

婚姻治疗家认为，婚姻关系出现问题，症结不在某一方身上，而是家庭中不良交往方式的结果。系统家庭治疗家着眼于婚姻关系中权力的分配及家庭中的交往方式。行为认知治疗家主要帮助夫妇认识婚姻关系紧张的问题所在，并帮助建立有效的行为方式，如缺乏交流、经常争吵、婚外情、与配偶父母不和等。

必须在双方有治疗意愿的基础上，找心理治疗师，而不能强迫。

专栏

致宝宝爸爸的一封信

亲爱的老公：

现在刚过早上10点，周一的小区里挺安静，偶尔能听到邻居家的狗汪汪直叫。我知道你正在办公室里忙碌着，为我们的小家庭在外奔波。我们家宝宝这会儿在小床上兴致勃勃地听着音乐。看来早期教育非常必要。怎么说呢，这段时间你可能也发现了，从怀孕以来，我变化很大。你常常会问我："老婆，你怎么了，为什么会为鸡毛蒜皮的小事大发雷霆呢？"其实很多时候，解释的话到了嘴边我却

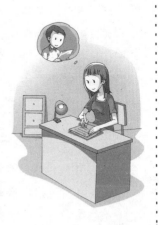

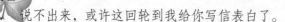

说不出来，或许这回轮到我给你写信表白了。

告诉你第一个委屈：当好妈妈不容易

老人常说三岁前宝宝很容易生病。每次宝宝一有什么风吹草动，我都紧张得不行。还记得那会儿我总是整夜整夜不睡，陪着宝宝，我生怕一合上眼，宝宝有什么难受时我没能照顾到。产后因为身体原因，刚开始没能给宝宝母乳喂养。可我就是不愿意给宝宝喂牛奶，还发了好大一场脾气。其实我没有怨你们，只是心里乱七八糟的，委屈、自责、疲惫……我也不知道为什么，只要一涉及宝宝的事情，我就变得极度敏感和焦虑。呵呵，以前还不能理解人家说的"护犊心态"。我这会儿还真的体会到了那种怎么疼孩子都觉得不够的感觉。

告诉你第二个委屈：做了宝宝妈妈也需要被关注

刚生完宝宝，我确实松了一口气，看到宝宝健康，家人欢喜，之前怀孕时的紧张感也一扫而光，我甚至有点洋洋得意。但是不久，我就觉得有点失落。从医院回到家，婆婆的照顾体贴入微。可是老公，每天你一下班回家，就跑去看宝宝，逗他、抱他。有时候想跟你多聊几句，你却已经倒在沙发上呼呼大睡了。其实有时候甚至希望回到怀孕的时候。虽然头晕脑涨，还老想吐，至少你总是在我身边，我想说话的时候，你会坐在我旁边笑着说"好啊"。现在呢，每天我看到的你，都是一个接一个的背影。早上出门，晚上回来照顾宝宝。那天是咱俩的结婚纪念日，我精心准备了一番，还拜托妈妈把宝宝接过去，可你一个电话"宝贝，晚上有应酬，不回家吃了"。我听出你的抱歉，可还是忍不住爆发了。尽管你最后主动来妈家接我，可我知道你很不能理解我为什么这么无理取闹。

可能你会用惯有的口气说，老婆，我做错了你可以告诉我啊，你说了我不就知道了吗？我承认，你说得有道理。可是我有时候就是忍不住钻牛角尖，脑袋里好像总有个别扭的东西指挥我口不择言。你一定也发现我最近这些日子都不开心，可是你似乎总以为我是身体不舒服的缘故。其实我需要的不是这样那样的检查，也不是五花八门的补品，我就稀罕咱家孩儿他爸跟我多说会话。

有次我看电视节目，介绍了很多帅哥级奶爸，比如佟大为。因为担心老婆，他有3个月都不接戏，陪老婆关悦坐月子。他还主动学习育儿知识，连抱孩子和换尿布这些细致活儿都难不倒他。都说女人产后3个月最容易患抑郁症，他一直陪着老婆度过了最难熬的产后百日。那一刻我想到了在上班的你，那会儿我特想抱着你大哭一场，真的。

告诉你第三个委屈：其实当宝宝妈妈很纠结

怀孕的时候，你曾经开玩笑说总也养不胖我，还是宝宝厉害，终于把我养胖了。其实那会儿我的愿望之一就是让镜子中那个肿胀的我消失。宝宝出生后，妈妈跟你每天就负责拿各种好吃的喂我。看着你们殷切的目光跟宝宝嗷嗷待哺的眼神，我只好投降。以前的同学来看我，都纷纷打趣说你把我照顾得不错，其实那会儿我正暗自捏着胳膊上的肉。记得那回你带我出去散步，有个小朋友竟然叫你"哥哥"，但是喊我"阿姨"。老公，我的自信心似乎被一口一口地吃得所剩无几了。而你每天忙于工作和照顾宝宝，我忍不住要胡思乱想。比如你觉得我成了丑媳妇了，比如你哪天离我而去。我也不知道为什么，就是时不时缺乏安全感，变得焦躁易怒，并且有点恶性循环。

还记得上周三我向你发的那一通莫名其妙的大火吗？那天其实我本来只是想发一点小牢骚的，可我说了5分钟后，你竟然一语不发，在等待你回应的这十几秒钟，我的怒火真的燃烧了起来。都说沉默是金，可是在这种不该沉默的场合，我觉得你这简直就是对我的一种讽刺和批判。我无法理解你在思考什么，你的沉默对我而言等于是否定。如果你真的不知道该说什么，那么你只说一句简单的"我理解你"，让我继续把烦恼都发泄出来，我相信那天也不会闹到不可收场。

告诉你我的第一个期望：少些责备，多些鼓励

你我同样是初次为人父母，对育儿完全没有经验，有时失误也是在所难免。你的话让我紧张，我现在一有空就看育婴书，希望防患于未然。

其实我也明白，你是为了咱们的宝宝好。比如上周，我们发现宝宝连续两天晚上都一反常态，不爱睡觉。刚开始以为是宝宝长大了些，需要的睡眠少了，可是后来发现宝宝凌晨的时候还会哭闹，既不是因为尿布湿了也不是因为饿了或者湿疹，我们很担心宝宝得了怪病。后来还是你细心，仔细勘察现场后突然醒悟，问我"你最近是不是喝茶了？"随后又是心疼宝宝的一顿责备。我只知道在怀孕和分娩期时不能喝含有咖啡因的饮料，我以为宝宝满月了，喝茶应该没问题的，哪知道咖啡因会通过母乳进入宝宝体内，让宝宝过度兴奋，影响宝宝的睡眠。你不知道的是，我那会儿心里难受极了。你失望的表情让我觉得自己是特别糟糕的妈妈，别提多难过了。我希望我们能互相鼓励，一起学习，成为合格的家长。好吗？

你曾经做过一件让我感觉很温馨的事。你知道我因为经常给宝宝换尿布、喂水喂奶而睡眠不好，就到处给我找"秘方"。虽然你在床头放一杯冷水的"秘方"并没有多大效果，一杯水也没花多少钱，但是这是你难得一见的细心之举，每每想起我的心里就暖暖的。可惜这类的细心和体贴很少。

告诉你我的第二个愿望：照顾好我的胃

我和所有的女人一样都爱美，我要吃美食，不要发胖！总听婆婆说坐月子时要好好补营养，要不然会落下病，对宝宝也不好。于是每天各种营养大餐都一一进了我的胃，不吃的话对不起婆婆的美意，全部都吃下对我的体形更是个挑战。所以，我需要老公你做一个美味兼营养厨师，好好研究食谱，找到那些最营养但是又不会发胖的食物。当然，事先询问一下我的意见也是很重要的哦！

告诉你我的第三个愿望：沟通与分享

看到宝宝一天天健康快乐地长大，做妈妈的心里喜忧参半。最近楼上邻居家的小孩，才10来岁，就跟家里闹得不可开交。其中很重要的原因就是每次爸爸想要批评孩子，妈妈就护着不放。我很想跟宝宝爸爸多谈谈宝宝将来的教育和规划。希望我们不要因为沟通不当耽误了宝宝。

总之，宝宝是我们共同的珍宝。老公，我最想说的是，请你不要一味地沉浸在升级做爸爸的喜悦中，不要忽略我。我的要求或许很多，但请你一定相信，你的细心、体贴和宽容是不会把我宠坏的。我想，我只是处在一个特殊的时期，一旦度过这个阶段，我一定会回到从前那个我。我也会更加努力，成为一个让你骄傲的好妈妈、好妻子的。

爱你的，老婆
7月30日

第七章　编出其乐融融亲情网

建立良好的亲子关系

亲子关系是父母与子女之间形成的双向性人际关系。

亲子关系好坏，在早期一般受儿童自身的气质类型和家庭环境的影响，还要受父母与子女相处时的感情投入、时间、频率和家庭结构的完整性等因素的影响。

亲子关系的好坏直接影响亲子双方的身心健康，对母亲产后抑郁的形成和发展有着很大的影响。一些传统观念认为，妈妈生完小孩以后，就应该一门心思静养，不能干活，甚至带小孩的事情也都全由丈夫、父母或公婆等负责。其实，这种观念和做法，对于培养亲子关系，帮助妈妈摆脱抑郁情绪是不利的。

临床研究表明，妈妈在孩子生命的最初阶段就起了很大的作用，母亲与孩子的肌肤接触、亲自处理一些育儿的"琐事"，不仅对孩子有益，对妈妈的心理健康更是有积极作用。在为孩子做事的同时，母亲会密切关注孩子的变化，准确理解孩子的需要，这不但加深了对孩子的理解，也增进了母子间的感情交流，这种交流对产后抑郁的妈妈很有益。

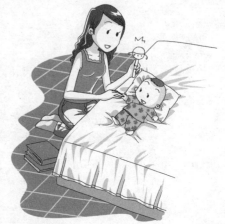

父母对子女的态度和养育方式是影响亲子关系的主要因素，特别在子女年幼时更是如此。不要以为孩子小，不懂事，大人就可以随心所欲地对待孩子。

❀ 建立良好亲子关系防御或击退产后抑郁的具体方法

✎ 方法之一　　母乳喂养

母乳喂养是和婴儿心灵沟通的开始。母亲不要以为喂奶和喂食仅仅是使婴儿消除饥饿，更重要的是母亲在与婴儿的肌肤接触、目光交流以及倾听触摸的过程中产生巨大的情绪和情感共鸣，母婴双方都获得一种安全感和静谧感。

✎ 方法之二　　与孩子玩耍

玩是母子心灵交流最好的形式。对母亲来说，能够重新唤起自己的童心，体会到儿时的欢乐，郁闷的情绪也会在玩耍中渐渐消失。

✎ 方法之三　　记录宝宝成长日记

为了记日记，就得更为认真地观察宝宝成长的每个细节，也有印好格式的宝宝日记，按照题目填写，也是很有意思的。

我们看两篇宝宝成长日记吧：

2010年7月10日

今天，儿子出生了。从此，我可以自豪地说："我当妈妈了！"

出生时体重：3500克，身长：50厘米，头围：33厘米，胸围：32厘米。完全符合书上说的正常值。

医生说：这可是一个强壮的小家伙。出生时身体相当棒。我想：那当然，也不看他是谁！

今天是连续第五个桑拿天，阴天，天气预报37℃，空气湿度90%。病房内有空调，外面的人都热得要死。天气预报说，本市高温还要持续三天，到星期日才能缓解。来陪床的、送饭的、接产妇回家的，凡是进到医院里的人，都骂这个鬼天气。

下午，突然儿子要见世面，弄得我肚子疼得难以忍受。也巧，起风了。等到我出了产房回到床上，才知道，在儿子出生时，电闪雷鸣，突然下了一大阵子雨。太阳出来了，外面的桑拿天溜走了，天气凉爽多了。

儿子来到世界上这么大的排场！这么大的威力！　（8月8日补写）

2010年8月10日

今天第一次给儿子照相。小东西可听话了，让他笑就笑，还挺会摆姿势的。看来，长大以后可以当电影演员，也许是个电影明星呢！

突然，我发现，原来他不是冲我笑，而是朝着旁边的两个美女画笑。把画拿走了，他居然就不笑了，看来，他的审美意识很强。

明天要开展调查，看别人家的孩子有没有这样的情况，以判定我的儿子是不是有超常的审美本领。

另外：今天满月。体重增加1500克，与书上的平均值持平；身长增加7厘米，比书上的平均值多1厘米；头围增长4厘米，胸围增长5厘米，都完全符合生长正常情形。

方法之四　　给宝宝照相

有条件每天照一张（但不许用闪光灯，宝宝眼睛受不了），并给每张照片起一个有文采的标题，或写上对宝宝的祝福。

每天一张，就要求你仔细琢磨角度和构图，在构思的同时，不知不觉地欣赏着宝宝，与宝宝一起成长。

你还可以为宝宝开一个博客，你的宝宝也许从此成为网络红人儿。

方法之五　　与宝宝对话

母亲与孩子的对话，能使孩子产生愉悦和兴奋的情绪反应，同时，也可以使母亲生活在与孩子心灵共鸣的氛围中，在心理上获得极大的满足感。

猜想宝宝要和你说什么，然后你再问他，一问一答，不经意间，进行着母婴交流。

 接受亲子动力学的辅导

如果有条件，可以学习一些心理学、动力学方面的知识。亲子动力学研究亲代与子代之间的动力关系，也研究父母与子女之间的各种问题。不仅探讨亲方行为如何影响和引发子方行为，而且考察子方行为如何影响和引发亲方行为。通过对亲子动力关系的深入了解，家长可以知己知彼。

用感恩心与宽容心与家人相处

生了孩子以后，你需要照顾。产假休完了，如果你上班，需要找人看孩子。这时，你的家庭就可能由两人世界变成了三人或多人世界。也许你的婆婆甚至公公和婆婆一起来到了你家，也许你的父母也来了。还有，因为有了孩子，经济上的负担加重了，有的老人给了你们经济支持，有的老人还需要你们给予经济上的补贴等。这些复杂的人际关系，难免有些磕磕碰碰，积累多了，就会产生负面情绪，最终导致产后抑郁。

因此，产后如何处理与家庭成员的关系，是一个大学问。有三点建议可以参考：

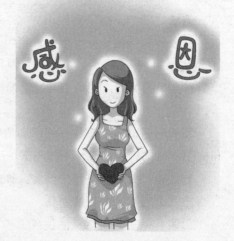

树欲静而风不止，子欲养而亲不待。多少人只有当父母亲过世以后才想起他们的恩情。看过一篇文章，大意是这样的：

母亲来了之后，不但照顾孩子，还得给我们做饭，收拾房间。每天早晨我们还在睡梦中，母亲已经从早市买回了一天的蔬菜水果；夜深人静，我们已经准备入睡，母亲还在台灯下为宝宝缝制小衣服。本来，亲朋好友送来的小衣服也足够宝宝穿一阵子，母亲硬是认为只有她做的衣服穿着最舒服，我拗不过她，只好随她去做了，心里却觉得她是没事儿找事儿。家里各种好吃的，母亲很少吃，让她吃，她总说不爱吃；但是，每当这些东西快坏了的时候，她就开始吃，说丢掉了太浪费……虽然，母亲的辛苦我不是不知道，还是经常由着性子对她发脾气……有一次，宝宝拉肚子，我不分青红皂白就怪罪母亲不讲卫生，让宝宝吃了不干净的食物，所以才会拉肚子。听了我蛮不讲理的一大堆埋怨，母亲一气之下拎东西走了。接下来，公公婆婆替换母亲来照顾宝宝。

母亲回去后连气带累生了一场大病，不久便去世了。母亲去世后，我开始不停的回忆自己对母亲种种无所顾忌的言辞，想起母亲悄悄做饭、匆匆用餐的样子，让我感到怅然若失，心痛不已。细数过去的点点滴滴，母亲往往是在我最需要她的时候才被我记起，而我却把她的一切付出，当成理所应当的。此刻，想到伤心离去的母亲，我开始责备自己，无限的追悔，我多希望一切能够重来，然而，一切都是无法重来的！

对父母的感恩，从他们健在的时候开始！当人感恩的时候，他是快乐的，幸福的；当他计较的时候，他是不快乐的，也是不幸福的。常常怀着一颗感恩的心，你就常常处在快乐幸福之中，产后抑郁自然会望而却步。

温馨小贴士

感恩是一种灵魂的洗礼，是一种处世哲学，是生活中的大智慧。感恩是一种歌唱生活的方式，它来自对生活的纯净的爱与通明的希翼。学会感恩吧，一个知道感恩的人是幸福和富足的！

——清平

✳ 用同理心对待父母公婆

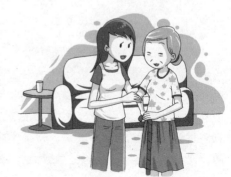

同理心就是感受他人的思想、情感，能够站在别人的立场上去思考的能力，也就是我们常说的换位思考。

同理心既是一种态度也是一种能力。作为态度，它表现为对他人的亲切、接受、理解、尊重；作为一种能力，它表现为能充分理解别人的心情，并把这种理解以关切、温暖与尊重的方式表达出来。

具备同理心的人容易和他人建立良好的人际关系。比如，在食堂里别人洒了菜汤在你的鞋上，你的第一反应如果是以自己为中心，自然是不高兴；但如果你具有同理心，就会从对方的角度去考虑问题："他不是故意把菜汤洒在别人身上，他已经很尴尬。"这样一想，对那个人的气就消了。缺少同理心，即缺少设身处地为他人着想的态度与能力，就谈不上恰当的情绪表达，更谈不上良好的人际关系。

同理心养成的基础是：摆脱以自我为中心，学习关注他人，提高对他人的理解力。比如，一位名叫落木的年轻人讲了一段体会："我把母亲接过来照管孩子。母亲在我们还没有起床时，就早早到市场上去挑既新鲜又便宜的蔬菜。她白天照顾孩子，在我们下班前又备好了可口的饭菜。我们俩又可以像以前那样，吃完饭外出休闲了。周末，我们推着婴儿车去公园，看见舞池边有许多人在围观，掌声阵阵。近前一看，和着乐曲跳着民族舞的女主角竟然是母亲。想想母亲每天包揽家务，照顾孩子，一定特别累。然而，又不能像对自己老伴倾诉那样向儿女说。母亲需要自由的时间去解除疲惫，需要真正属于她的时间去愉悦和抚慰自己。我们立即决定：从明天起，下班后我们自己带孩子，还母亲一个休憩的时间。"

换位思考不是天生就有的。人生来具有自我中心倾向，常常以自己的

产后妈妈养心宝典

态度、心境、价值观、知识经验去看世界、看他人。而人与人存在着性别差异、阶层差异、地位差异、知识差异等。这使得人们往往不是在同一角度、以同一标准去看待问题。只有有意识地培养换位思考，才能形成习惯。一旦形成习惯，产生不良情绪的机会就少得多了。

同理心的养成，要靠平时有意识的表达方式，如：

（1）表达对人情感的理解："你感觉是……这样的吗？"

（2）表达对人意图的理解："你想说的是……吗？"

（3）表达对对方意图与情感的尊重："我知道你说的这件事对你很重要。"

❋ 用宽容的心态对待家人

（4）表达对对方的关心："你需要我为你做些什么吗？"

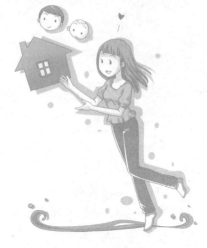

海纳百川，有容乃大，这是民族英雄林则徐说过的话。著名美籍华人陈香梅女士把它看成自己为人的准则之一。她对"有容乃大"的解释是：不管什么是非都去计较的话，你一辈子就没有办法活了。

宽容是治国的法宝。

春秋时代，齐桓公取得的成就全赖于宰相管仲的辅佐。管仲曾因王位继承问题与他作对，曾经刺杀齐桓公未成。因此，齐桓公即位时，想惩罚管仲，但后来经鲍叔牙的劝说，而立管仲为相。管仲为报答齐桓公的知遇之恩，在政治上大展才华，不但使齐国兵强国盛，更使齐桓公得以称霸天下。如果齐桓公对于曾经和自己敌对的人缺乏包容之心，又不肯接受鲍叔牙的忠告，或许就不会有日后的成就。正因为他能够包容管仲，任贤而不避仇，并将实权交给管仲，这种大度的做法，为他带来了日后的大业。

齐桓公连曾经要杀害自己的人都能够宽容，还有什么不能够宽容的？人生相遇是缘，能成为一家人更是缘，大家应该珍惜缘分，彼此宽容。牢记“难得糊涂”、“吃亏是福”、“善于忍让”、“宽恕过错”、“以德报怨”、“学会忘却”，即可宽容。

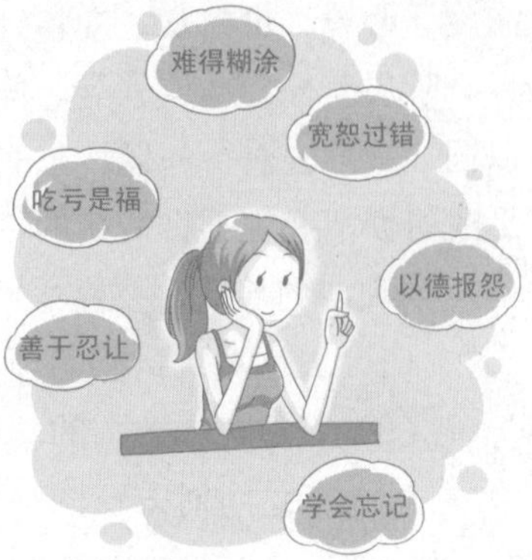

温馨小贴士

宽容和忍让是给予，是奉献，是人生的一种智慧，是人与人之间建立良好关系的法宝。一个人经历一次忍让，会获得人生亮丽；经历一次宽容，会打开一道爱的大门。

从小事做起

家庭生活中所涉及的事情许多是柴米油盐酱醋茶，或是有关儿女情长，都是一件件小事，甚至是很不起眼的小事。

但是，家庭关系往往就在这小事中出问题。处理好看不上眼的小事，从关注小事开始，是使家庭亲密和谐的重要内容。

比如和家人一起吃晚餐。许多人当他们人到中年，回忆小时候的往事时，往往记忆最深的就是一家人坐在一起吃晚餐的情景。和家人一起吃晚餐也是防止和治疗产后抑郁情绪的一种重要方式。抑郁症的一个主要症状就是孤独感。跟家人一起共进晚餐无疑是帮助克服孤独感的一种有效方式。毕竟，晚餐时弥漫的那种亲情和关照的氛围是其他环境都不能取代的。家庭晚餐不仅仅是晚餐，它是要每一个参加者获益的仪式，它强调了家庭的重要性，它告诉餐桌上的每一个人，他活在世上不孤单，有爱他、等着他的父母亲人，他有家。

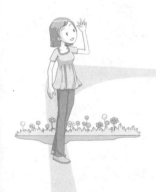

第八章
条条大路通阳关
——用医学治疗和心理治疗克服产后抑郁

产后抑郁不是什么了不起的大病，对付它的办法多着呢。除了我们在前面几章里介绍的可以自我操作的心理训练方法，还有由心理咨询师和心理医生实施的心理咨询和心理治疗方法，也有药物治疗法、食疗法等。我们的自我心理训练与心理治疗、医学治疗一起，三位一体共同组成了一个立体网络。如果你觉得自我心理训练的作用不明显，那么，建议你去看心理咨询或心理治疗，也可以到医院接受中西医治疗。

在这一章里，向大家介绍心理咨询和心理治疗的基本知识，以及医学治疗的一般情况。目的在于让大家了解有关情况，以便正确、恰当地选择。就如同手术前，医生和麻醉师向患者或患者家属介绍治疗的基本知识，但绝不是要患者自己给自己做手术一样的道理。

 ## 产后抑郁的心理咨询和心理治疗

一般来讲，心理咨询面对的是普通人群，即来访者不具有经临床诊断的心理疾病。心理治疗则是侧重为具有临床心理诊断为心理疾病的人群服务。

这其中的关键是，是否有心理疾病。例如，人们总有情绪低落的时候，但情绪低落和抑郁症是不一样的。后者需要通过心理评估和诊断才能被确定，而每一个人都可以声称自己今天很郁闷。

产后抑郁心理咨询的基本知识

咨询的基本含义为商谈、征求意见、寻求别人帮助。

心理咨询是运用心理学的理论和技术，按照心理商谈的程序和借助语言、文字等媒介，帮助来访者发现自己的问题及其根源，挖掘来访者自身潜在能力，改变原有的认知结构和行为模式，以达到对社会生活的良好适应。

美国《哲学百科全书》给咨询心理学定义了6个特征：

（1）着重针对正常人；

（2）对人的一生提供有效帮助；

（3）强调个人的力量和价值；

（4）强调认知因素，尤其是理性在选择和决定中的作用；

（5）研究个人在制定总目标、计划以及扮演社会角色方面的个性差异；

（6）充分考虑情境和环境的因素，强调人对于环境资源的利用以及必要的改变。

心理咨询的基本形式

★直接心理咨询和间接心理咨询

直接心理咨询是来访者本人与咨询师直接接触，面对面的咨询。

间接心理咨询有两种形式。一是代访。来访者不与咨询师有任何方式的接触；二是来访者信函咨询、专栏咨询、电话咨询、远程咨询和网络咨询。因为缺乏咨询师与来访者面对面的接触，必然在观察、评估、互动、信任以及时效性等方面有所欠缺，信息交流不充分，不利于心理咨询的效果。

★个别心理咨询和团体心理咨询

个别心理咨询是心理咨询最常用的形式，具有针对性强、沟通互动深入、操作规范、保密性强等特点。

团体心理咨询是把具有相同或相似心理行为问题的人按小组进行集体咨询，具有省时省力、促进成员间相互交流的特点，但不利于深入探讨问题的特殊性。

❀ 心理咨询的时间安排

★咨询的每次时长

个人咨询的面谈时间以一次50分钟为限的设置比较多。因为咨访双方都集中精神聆听与倾诉而不感疲劳的限度一般在60分钟左右；进行50分钟的设置，使咨询者在咨询结束后留有10分钟的休息时间，既可以处理一些紧急事务，也可以用来补记重要的咨询片段或者准备接下来的会谈；也为来访者提供了一个与其他来访者不碰面的保证。但这一时间设置也应根据具体情况加以调整。

★咨询频率

进入咨询阶段以后，咨询频率的设置以一周一次或一周两次比较普遍。同时也应根据来访者的精神和病理状态、发展水平、年龄、咨询方法的需要等加以调整。

❀ 心理咨询的家庭作业

行为模式或认知行为模式的咨询师经常会要求来访者完成一些家庭作业，目的是鼓励来访者将咨询中发生的积极变化带到现实生活中去。

通过完成家庭作业，将成功或失败的信息反馈给咨询师，以便共同讨论下一步计划。如果来访者以新的行为方式体验到成功，势必增加他的自信，进而促使他获得更大的改善。

心理咨询目标实现评定的三个条件

★来访者满意度

★结果的显著性

显著性的表现是来访者领悟了自己问题的实质。来访者对自己问题的领悟是解决问题的重要转机。

★成本效益

产后抑郁心理治疗技术的基本知识

心理治疗是运用心理治疗技术实现心理治疗目标的一个过程。

心理治疗技术，是指消除和减轻人的心理障碍，矫正不良个性与不适应行为、促进心理健康的一类工具和手段。不同的心理治疗技术有不同的历史发展背景，具有不同的哲学理念，是从不同的角度改变心理和行为方法的实践。

心理治疗的根本目的是要帮助来访者有能力返回到社会生活中去，而不是让来访者一辈子依赖治疗者。因此，心理治疗终止是一个必然出现的环节。终止的形式有：治疗达到预期目标，双方认可的终止；治疗无进展或陷入僵局，或出于干扰因素，由心理医生的终止；由于治疗失败，疗效不佳，来访者逃避改变的阻抗，由来访者单方终止。

精神分析治疗

精神分析治疗以精神动力学理论为基础，主张采用耐心的、长期的引导，运用精神分析技术，通过对患者潜意识的心理冲突和不成熟防御方式的理解和调查，把压抑在潜意识中的心理过程转变成意识的心理过程，从而改变原有的病理模式，消除压抑，使症状失去存在的基础，促进患者人格成熟。

精神分析治疗，与其说是处理症状，不如说是揭露潜意识的东西。精神分析治疗着重于治本而不是治标。主要以自由联想、移情分析、阻抗分析、梦的分析等技术，挖掘潜意识，使之进入意识。随着来访者与治疗师对心理问题的探索愈加深入，患者更多地领悟，心理冲突逐渐缓解，症状随之消退。

❋ 松弛疗法

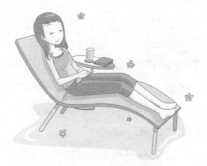

又名放松训练，它是按一定的练习程序，学习有意识地控制或调节自身的心理生理活动，以达到降低机体唤醒水平，调整那些因紧张刺激而紊乱了的功能。

放松训练与紧张、焦虑的情绪反应有较好的交互抑制作用，是行为治疗基本的治疗技术。

临床应用松弛训练可治疗多种身心疾病和心理精神障碍，如高血压、慢性疼痛、心律不齐、高脂血症、哮喘、肥胖、口吃、失眠、焦虑、抑郁、情感障碍等，并能改善攻击性行为和A型行为。

常用的放松训练主要有渐进性训练和自我（自律性）训练两种。此外，放松—激活疗法、自我催眠疗法，也属于放松疗法。

❋ 生物反馈疗法

生物反馈是20世纪60年代末在国外兴起的一种心理自我调节技术，它利用现代电子仪器，将生物体内生理功能予以描记并转为声光等反馈信号，使受试者根据反馈信号学习调节自己体内不随意的内脏功能及其他躯体功能，达到治疗目的。

生物反馈治疗，就是利用特定仪器指导人体通常觉察不到的心理、生理活动情况（血压、心率、胃肠蠕动、生物电活动）呈现给他本人的过程。这种来自患者本身的生理变化所产生的信息，回过来告诉患者的过程叫反馈。

由于这些信息是通过生物加工的，故命名为生物反馈。

生物反馈仪的这种信息显示作用，不仅起到了帮助人们"自我认识"的作用，还由于它建立了器官活动与大脑皮层之间的反馈联系，所以就提供了一个对内脏器官进行随意调节的工具。从这个意义上说，生物反馈仪又是人们实现自我改造的有力工具。

❋ 认知治疗

认知疗法是20世纪60~70年代在美国发展起来的一种心理治疗方法，这种疗法主要强调认知在情绪和行为中具有决定性意义。根据认知过程影响情绪和行为的理论假设，通过认知和行为干预技术，从改变患者不合理的想法和观念入手，逐步达到缓解症状、改变认知结构的目的。

认知治疗的对象，是那些在考虑问题和理解问题方面已经失去了灵活性，总是往坏处想（负面思维）的人。他们对一点失败和小事都会很在意，并且觉得已经无法挽回。认知治疗的过程，首先是通过与患者交谈和让其每天记录下症状出现前和发生时的想法，来确定其不恰当的思维方式；接着，通过提问使得患者检查其不恰当思维的逻辑基础；然后，让患者考虑换一种思考问题的方式；最后，鼓励患者做真实性检验，验证这些替代的新解释结果如何。

多数情况下，抑郁症患者在思考和理解问题的方法上会出现一些歪曲，认知疗法就是通过纠正这些歪曲来治疗产后抑郁的。当然，这种疗法也用于正常人以建立更合理的思维方式，提高情绪合理度，开发人的潜能，促进个人心灵发展。

认知转变疗法是认知疗法中重要的一种，又称贝克疗法。贝克在研究抑郁症时发现，抑郁患者普遍存在认知歪曲。在患者的想象中，至少部分是对客观经验过分的、消极的理解，歪曲的认知与抑郁情绪有某种联系。贝克因此认为，心理障碍的治疗重点，应该是减轻和消除功能失调性活动，同时鼓励患者监察其内在因素，即导致障碍的认知行为和情感因素，改变其不良认知模式。简而言之，认知转变疗法就是矫正患者的不良认知。

步骤有3个重点：

1. 帮助患者认识思维活动与情感行为之间的关系，寻找不良认知；

2. 协助患者暴露认知曲解或逻辑错误，并加以讨论、检验、合理推论，检验支持和不支持自动思维的证据；

3. 通过反复诘难改变负性自动思维，放弃原有的错误认知，发展更适应的思维方式和内容。

🌸 理性情绪疗法

理性情绪疗法由美国心理学家艾利斯于1955年创立。它是帮助来访者以理性思维代替非理性思维，以减少或消除后者给情绪、行为带来的不良影响的一种心理治疗方法。

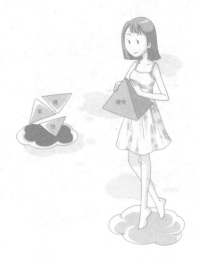

他认为，人既是理性的，同时又是非理性的。人的心理障碍或情绪与行为问题的困扰，多是由于不合乎理性的思考所致。这些不合乎理性的思考就是"非理性信念"，也就是错误的思维方式。病理性构念或歪曲的认知造成了不良情绪反应。如果人们能够学会利用理性思考，减少非理性思考，那么，大部分情绪或心理困扰就可以解除。

他认为，人的情绪行为障碍，不是由某一激发事件，而是由当事人对该事件的错误认知和评价引起的在特定情景下的情绪和行为后果。这也即ABC理论。我们在前面已经介绍过了。在A（事件）引起C（后果）的过程中，中介了一个关键因素B（信念）。这里的B可以分为两种：合理信念和不合理信念。

🌸 意义疗法

意义疗法由美籍德国心理学家弗兰克尔创立。

弗兰克尔认为，努力探索生活的意义和目的是人类的独有特征。这种探索会增加在已经达到和应该达到之间的张力，即在我们是什么样子和我们应该是什么样子之间保留着缺口，而设法填补这个缺口正是健康人永远追求的目标，这个目标给生活带来了意义。对生活意义或生命意义的探索和追求是人类的基本心理需要。人类探索生命意义，是其生命的原动力。一个人如果找不到生活目标，或因某种挫折推动了生活目标，或因环境巨变，感到生活迷惘，就会产生存在焦虑和存在空虚的心理困惑或心理失衡。存在焦虑包括：（1）与生存空间特征相关的焦虑；（2）与生存时间特征相关的焦虑；（3）与人际交往特征相关的焦虑；（4）与目标或意义丧失相关的焦虑。

治疗者的任务是提高发现意义的能力并帮助当事人认识自我，探讨生命的意义，寻回失落的生活目标，克服存在性焦虑，摆脱空虚，明了自己与整个世界的关系，并采取积极的态度生存和生活。

❀ 森田疗法

森田疗法的创始人是日本著名的精神医学家森田正马，它是一种以"我们的行动造就我们的性格"为信条的认知行为疗法或体验疗法。

森田疗法在临床上主要有住院治疗和门诊治疗两种形式。此外，还有通信治疗、读书治疗以及集体学习会等形式。

住院治疗，先是卧床疗法（绝对卧床期，1周）。将患者完全隔离。患者独自在一个病室内，除吃饭、洗脸和大小便外，其余时间均卧于床上，禁止与外界接触及看书、听音乐等娱乐活动以及抽烟。一般说来，根据情感发展的规律，这样强迫静卧，会使人的苦恼急剧增加，开始出现想参加活动或与人交谈的愿望，并且期待逐渐增强。此时即可进入下一期轻劳动疗法（轻作业期，约1周）。仍然对患者的活动有所限制，禁止交谈和外出及过多的活动，劳动内容是没有社会价值的单调工作。晚上要求写日记，临睡前阅读一些枯燥的书。重劳动疗法（重作业期，约2周）。培养患者工作的热情、持久、耐心，体验劳动带来的快乐和成功、自信。要求患者做一些较重的体力劳动，并可以阅读一些内容轻松的书籍，继续写日记。仍然禁止交际、游戏和无目的散步等活动。在不知不觉中养成对工作的持久耐力，有了信心的同时反复体验工作成功的乐趣，不具体询问症状。此期间在不知不觉中指导患者养成对劳动的忍耐力，取得自信心和对工作成功的喜悦，反复进行培养勇气和自强心的训练。

✳ 催眠疗法

催眠疗法是用催眠方法使患者的意识处于极度狭窄的状态，然后借助于语言暗示来消除病理心理和躯体障碍的一种方法。

催眠是一种类似睡眠而非睡眠的意识恍惚状态。此时，大脑呈现出保护性抑制，神经张力功能恢复。

这种恍惚的状态，是由催眠师诱导而成的。由催眠师所设计的特殊情境以及他所采用的方法，二者合起来称为"催眠术"。

催眠师通过暗示把被催眠者诱导到似睡非睡、精神恍惚、顺从、附会、六神无主的特殊意识状态，以达到消除病理心理和躯体障碍的目标。

催眠的核心技术是暗示。暗示与说服不同，它不是从正面而是从侧面悄悄地溜入人的意识，回避意识的评判。所以暗示是认知作用对刺激或相关信息不加评判的接受。通过暗示作用回避大脑意识的评判控制能力，对心理过程可发挥重大影响，最终通过改变身心不平衡的病理状态，达到身心平衡的目的。

催眠状态是一种受暗示性极高的意识恍忽状态，在身心障碍中催眠治疗主要用于：（1）减轻或消除心理应激；（2）调整情绪，提高社会适应能力；（3）培养学习兴趣，提高学习效率；（4）矫正不良习惯和行为；（5）消除紧张焦虑情绪。

产后抑郁的医学治疗

传统的心理治疗通常是心理治疗和西药治疗相结合的形式。近年来由于自然疗法盛行，在临床上常可以见到许多轻度抑郁患者以接受心理治疗、针灸和中药治疗、自我帮助等为主。但是，中度到重度产后抑郁患者常常需要从抗抑郁的西药中得到治疗。

产后抑郁的医学治疗有：西药治疗、中药治疗、中医针灸治疗、中医熏洗治疗、中医贴敷疗法等。

如果出现以下情况，就应寻求医学治疗：

★抑郁的症状持续两周，自我心理帮助以及心理治疗不能改善情况；

★抑郁的妈妈整天感到严重压抑、焦虑、恐慌，不能正常处理日常生活；

★想要伤害自己和宝宝。

西医药治疗

西医对抑郁症，目前主要是药物治疗。抗抑郁西药治疗分为三期：第一期是急性期，治疗6~12周，使用抗抑郁药，消除全部症状；第二期是巩固期，治疗4~6个月，使用充足有效的药物继续治疗，防止复发；第三期是维持期，长期治疗一年或以上，时间视患者情况而定，药量酌减，预防复发。

抗抑郁药作用机理

抑郁症的物质基础与大脑中的神经递质有关。神经细胞末端有神经突触，里面有许

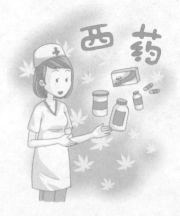

多神经递质。神经递质将刺激传给下一个神经细胞。传递结束后，该神经递质会被原来的神经细胞重新摄取再用来传递信息或者将多余的传导物质销毁掉。

研究表明，某些神经递质如5-羟色胺系统、去甲肾上腺系统的含量过低与抑郁症发生有密切相关。5-羟色胺是一种具有生理活性的化学物质，它不仅分布在脑内，在消化系统和血小板内也有广泛分布。去甲肾上腺素是由肾上腺素分泌的神经递质，属于交感神经系统。提高交感神经的兴奋性，会引发焦虑和恐慌等症状。负责在神经细胞之间传递信息的神经递质5-羟色胺、去甲肾上腺素减少，造成了信息传递障碍，最终导致抑郁状态，或者是抑郁症。

抗抑郁药物，就是利用药物的特性，将突触上负责回收的功能占住，阻止回收。这样就能够干扰那些神经递质的作用，抑制神经递质的重新摄取，提高5-羟色胺、去甲肾上腺素在神经细胞之间的空隙（神经突触间隙）的含量（浓度），达到治疗目的。

现代药物治疗抑郁症，是从20世纪50年代开始的。经过50多年，抗抑郁药发展迅速。

第一代抗抑郁药物是单胺氧化酶抑制（阻断）剂（MAOI），主要是使大脑中的单胺类物质含量增高。单胺氧化酶阻断剂主要有：强愉心、百乐明、苯乙肼、硒喱激啉、异恶唑酰肼。第一代抗抑郁药物的疗效都不错，但问题是不良反应强，可能会引起某些有潜在危险的药物反应和食物反应，引起高血压危象、急性黄色肝萎缩等严重不良反应，所以在临床上没有得到广泛应用，20世纪50年代开始使用，不久即被三环类抗抑郁药所取代。20世纪80年代临床对该类药物进行了重新评价，认为新一代的可逆性、选择性单胺氧化酶A抑制剂可以作为临床第一线的重要抗抑郁药物，其毒副作用较小。但需限制食谱，不宜联合用药。

第二代抗抑郁药物是三环类抗抑郁药物（TCA）。主要是影响单胺递质再摄取和阻断多种递质受体。从效果来看，第二代抗抑郁药物没有超过第一代，但优点是不良反应少得多，而且大多数人只需一天一次，比较方便。

第三代抗抑郁药正在不断开发中。特点是：对抑郁症的每个类型显示特异效果；见效快，作用强，副作用小。现在临床用得多的是氟酪克塞酊（氟西酊），商品名"百忧解"、"优克"。

抗抑郁药因为对神经递质产生的作用的不同，分为7类：

1.单胺氧化酶阻断剂（MAOI）作用机制是：单胺类神经递质包括去甲肾上腺素、多巴胺和5-羟色胺，这些胺类的失调在抑郁发生中都有明显的表现。单胺氧化酶酵素被阻断后，因为单胺类神经递质没有遭到破坏，所以这种神经递质的作用时间就延长了。随着单胺类神经递质水平的提高，抑郁的症状减轻。

不良反应是：体位性低血压、头痛、头晕、激动、便秘、口干、皮疹等，严重者可出现高血压危象和中毒性肝损伤。

新一代单胺氧化酶阻断剂以吗氯贝胺为代表。

2.三环类抗抑郁药物（TCA）作用机制是： 突触前摄取抑制，会阻断人体对去甲肾上腺素、5-羟色胺的重摄取。这种阻断现象的发生会使神经递质在很长一段时间内都能保持活性，升高去甲肾上腺素、5-羟色胺的含量，从而改善了神经系统的信息传递，增强患者生理功能，达到改善情绪、振奋精神的治疗目的。

不良反应主要是：头晕、乏力、恶心、呕吐、皮疹等，还有抗胆碱能不良反应（口干、便秘、视物模糊等），心血管不良反应（体位性低血压、心动过速、心律失常、心电图改变等），中枢神经系统不良反应（震颤、共济失调、意识模糊、诱发躁狂等神经精神症状）。

三环类抗抑郁药物主要有：丙咪嗪、阿米替林、去甲阿米替林、多虑平。

3.四环类抗抑郁药物作用机制是：去甲肾上腺素再摄取抑制剂。抗抑郁作用较三环类抗抑郁药更强。有叶洛抒（瑞波西汀）、路滴美（马普替林）、米安色林。

不良反应较三环类少，主要是口干、眩晕、嗜睡、无力、视物模糊、皮疹、体重增加。

4.选择性5-羟色胺再摄取抑制剂。选择性抑制突触前神经元对5-羟色胺的回收，从而增加突触间隙的5-羟色胺以传递信息，缓解抑郁。与此同时，对其他神经递质的受体没有明显影响。口服吸收好，不受进食影响。因不良反应少，药物有效剂量较易掌握，对心脏无毒副作用，无胆碱能拮抗作用，并结合性价比，所以临床以此类药物最为常用。主要应用于轻、中度抑郁症，对重度抑郁症疗效不肯定。

不良反应主要是偶有恶心、呕吐、食欲减退等胃肠道反应，有时有性功能障碍。少有失眠、震颤、头痛、头晕、皮疹等。

目前临床首选药品，有百优解、赛乐特、舍曲林、喜普妙、兰释、达体朗。

5.选择性5-羟色胺和去甲肾上腺素再摄取抑制剂。主要通过对二者的双重摄取抑制作用而起到抗抑郁效果。

对重度抑郁症或难治性抑郁有较好的治疗作用。不良反应小，与其他药物相互作用少，但价格较高。

不良反应有恶心、口干、出汗、乏力、震颤。

代表药物是文拉法新，速释剂是博乐欣，缓释剂是怡诺思。

6.5-羟色胺受体拮抗和摄取抑制剂。通过拮抗5-羟色胺2受体，从而兴奋其他受体，特别是5-羟色胺1A受体对5-羟色胺的反应，对5-羟色胺系统既有激动作用又有拮抗作用，被称为5-羟色胺受体拮抗和摄取抵制剂。

可出现头晕、乏力、恶心、呕吐、皮疹等，还有抗胆碱能不良反应（口干、便秘、视物模糊等），心血管不良反应（体位性低血压、心动过速、心律失常、心电图改变等），中枢神经系统不良反应（震颤、共济失调、意识模糊、诱发躁狂等神经精神症状）。禁用于低血压、心律失常患者。

代表药品是曲唑酮。

7.去甲肾上腺素能和特异性5-羟色胺能抗抑郁剂。双重新型抗抑郁药，主要作用机制是增强去甲肾上腺素能和5-羟色胺能的传递，特异性阻滞5-羟色胺2和5-羟色胺3受体。

不良反应是口干、便秘、食欲增加、体重增加、多梦、意识障碍、白细胞数量降低、类流感症状、低血压。不推荐用于哺乳期妇女，不推荐用于免疫功能低下患者，不推荐用于高血脂和糖尿病患者。

代表药品是米氮平。

上述多数抗抑郁药两周时间才能起效，而且从理论上讲，对于任何一种抗抑郁药物而言，都有将近1/3的抑郁患者无法取得显著疗效。解决这些问题的办法，是联合用药或者使用多重作用机制的药物。

临床常用药

目前市场上的抗抑郁药品种有20多种。列入《新编临床常用西药速查》的有8种：阿米替林、多虑平、百忧解、曲唑酮、文拉法辛、舍曲林、帕罗西汀、西酞普兰。被称为抗抑郁治疗新时代的五朵金花是百忧解（氟西汀）、帕罗西汀、舍曲林、氟伏沙明、西酞普来。

【丙咪嗪】三环类，最基本的抗抑郁药。临床主要用于各种抑郁症，尤以内源性抑郁症疗效好，但疗效出现较慢。口服、肌肉注射。

【阿米替林】三环类，镇静作用比丙咪嗪强，还有抗焦虑作用。适用于各型抑郁症或抑郁状态。对抑郁伴有失眠效果良好。可提高抑郁患者情绪，改善思维迟缓、行动迟缓及食欲不振。口服、肌肉注射。又名依拉维、阿密替林。

【多虑平】三环类，与阿米替林效果相同。对植物神经不良反应强。适用于各种抑郁症及各类抑郁状态。又名多塞平、凯舒。

【百忧解】新一代抗抑郁药，选择性5-羟色胺再摄取抑制剂，效果与三环抗抑郁药几乎相同。用于各型抑郁症。每天给1次药，用药后1~2周即可生效，生物利用度为100%。过量给药也相对安全；无体重增加作用。因对血脂、血糖的代谢影响较小，故可用于高脂血症和糖尿病抑郁的患者。

【帕罗西汀】强效、高选择性5-羟色胺再摄取的抗抑郁药。适用于各类抑郁症，尤其伴有明显焦虑症状、睡眠障碍的抑郁症，失眠或焦虑在治疗的早期就可缓解。对重症抑郁症的自杀意念预防作用好。又名乐友、赛乐特。

【舍曲林】强效和特异性5-羟色胺再摄取抑制新型抗抑郁药。用于治疗各类中重度抑郁症，并能预防抑郁症早期发作和复发，治疗不典型抑郁症（睡眠过多、食欲增加），对疲乏和精力差的患者效果较好。又名左乐（洛）复。

【西酞普兰】选择性5-羟色胺再摄取抑制剂，用于抑郁性精神障碍，抑郁症及焦虑症的常规治疗。又名喜普妙。

【氟伏沙明】选择性5-羟色胺再摄取抑制剂，用于各种抑郁症，尤其自杀企图明显的，也用于伴有青光眼、心脏病的抑郁症。又名兰释。

【文拉法辛（怡诺思）】选择性5-羟色胺和去甲肾上腺素再摄取抑制剂，是一种全新的抗抑郁药，能增强人的中枢神经系统中5-羟色胺和去甲肾上腺素神经递质的活性。主要用于治疗各种抑郁症和特殊性抑郁症，包括伴有焦虑的抑郁症及广泛性焦虑症。又名凡拉克辛、博乐欣。

【曲唑酮】5-羟色胺受体拮抗和摄取抑制剂。用于各型轻中度抑郁障碍和伴随抑郁症状的焦虑症。镇静作用强，对睡眠障碍、烦躁不安、易疲劳、自杀观念等症状效果较好。又名美舒（抒）郁。

【米氮平】去甲肾上腺素能和特异性5-羟色胺能抗抑郁剂，适用于抑郁症。镇静、改善睡眠效果较好，尤其适用于重度抑郁和明显焦虑、激越及失眠的患者。又名瑞美隆。

【氟哌噻吨美利曲辛（黛力新）】氟哌噻吨是一种抗精神病药，小剂量具有抗焦虑和抗抑郁的作用。美利曲辛是抗抑郁剂，低课题应用时，具有兴奋性。黛力新具有抗抑郁、抗焦虑和兴奋特性，适用于轻中度有抑郁症和焦虑抑郁状态，包括某些应激、生理时期出现的心境恶劣、躯体疾病伴发焦虑和抑郁状态。

【米安色林（脱尔烦）】用于抑郁症的治疗，特别适合于伴有心脏病或正在使用有关药物治疗的抑郁症患者，亦可治疗原发性焦虑症或伴有抑郁的焦虑症。

服用抗抑郁药物的注意事项

药物疗法在患者方面存在的最大问题是患者会擅自改变药物的用法和用量。

抗抑郁药不能自己决定是否服用，也不能自己决定剂量、服药时机及期限。最佳剂量、足量、及时、有针对性，是安全性、有效性的基本条件。而这些必须在专业医师指导下进行。

因为药物起效多在两周以后，不良反应先于疗效出现。因此，在治疗开始时，医生会反复告诫病人，一定要坚持服药，一段时间后才能发挥疗效。如果半途而废，或者三天打鱼两天晒网，都将会产生更加不良的后果。

抗抑郁药物至少要维持6个月。使用抗抑郁西药作临床预防性治疗，对于减少复发次数和减轻复发的严重性均有效。停止抗抑郁药物必须在医生控制下，在1~2周内逐渐缓慢地进行。

患者还一定要明白抗抑郁药物与所有药物一样，都会有主要作用和不良反应。要了解自己服用药物副作用的具体表现。初次服用时，医生肯定会讲明药物用法和药物不良反应，这些一定要认真遵守。不良反应过于强烈时，要及时告诉医生，让医生采取恰当措施予以处理，比如医生会更换药物等。

注意补充维生素B族

维生素B族能够帮助体内氨基酸代谢，对神经系统作用巨大。

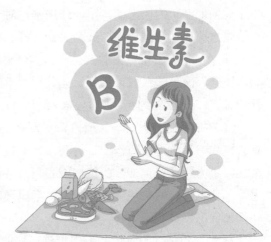

英国医学委员会精神病学院公布的一项研究表明，维生素B族对治疗抑郁症有较大帮助。研究人员发现，如果抑郁症患者的血液中含有较多的维生素B_{12}，患者治疗后的效果就比较显著。如果体内含有较多的B_1、B_2、B_6，治疗效果明显好于其他抑郁症患者。

纯维生素制剂的剂型，目前有片剂（单一维生素制剂和复合维生素制剂）、胶囊、口服液等。要选择知名企业生产的维生素补充剂。因为这样有质量保障。

在食品中也有许多维生素。

富含维生素B_1的食物有：酵母、全麦、燕麦、花生、猪肉、大多数蔬菜、牛奶、动物内脏等。

富含维生素B_2的食物有：牛奶、动物肝脏与肾脏、酿造酵母、奶酪、鱼、蛋类。

富含维生素B_6的食物有：白色肉类（鸡肉、鱼），其次为动物肝脏、豆类、蛋黄、燕麦、花生、坚果、豆制品等。

富含维生素B_{12}的食物有：动物肝脏、牛肉、猪肉、牛奶、奶酪。要特别说明，鱼、禽、贝壳类、蛋类含量较少。植物性食物中基本不含B_{12}。

✿ 中医药治疗

中医对抑郁症的认识由来已久，将其归属到"郁"的范畴。认为郁病是由于情志不舒、气机郁滞所致，以心情抑郁、情绪不宁、胸部满闷、胁肋胀痛或易怒喜哭，或咽中如有异物梗塞等为主要临床表现的一类病症。

　　成编于战国时期，总结春秋至战国时期的医疗经验和学术理论的中国现存最早的中医理论专著《黄帝内经》，书中已经有木郁、火郁、土郁、金郁、水郁及情志内郁的论述。前者称"五气之郁"，后者称"情志之郁"。如《素问·六元正纪大论》提出："木郁达之，火郁发之，土郁夺之，金郁泄之，水郁折之"。

　　元代朱丹溪将郁症分为"六郁"，以外感、内伤导致气郁为先，其他郁症相因为病而成湿郁、热郁、痰郁、血郁、食郁。即气郁而湿滞，湿滞而成热，热郁而成痰，痰滞而血不行，血滞而食不化。其中以气郁、痰郁、血郁为要。提出"治郁之法，顺气为先，降火、化痰、消积，分多少而治"，即治六郁以理气消痰为主，治五郁以行表里开导为法。

　　明代医学家赵献可主张以治木郁为首，指出"以一法代五法"、"一法可通五法"的观点。明代另一位医学家张景岳，将五气之郁称为"内郁病"，七情所致的"情志之郁"称之为"因郁而病"，在《景岳全书·郁症》中说："凡五气之郁则诸病皆有，此因病而郁也。若情志之郁，则总由乎心，引因郁而病也"；他认为，不能以疏肝解郁通治，"自古言郁者，但知解郁顺气，通作实邪论治，不无失矣，兹予辨其三症，庶可无误，盖一曰怒郁，二曰思郁，三曰忧郁"，将情志之郁概括为三种，其中怒郁和思郁为大怒及积虑所致，属于实证，而忧郁属于虚症，提出"五志之火，因七情而生……宜以人节制之"的情志疗法。

　　可见，中医学对于抑郁症的研究，自秦汉以来不断发展完善，至明清时已经达到鼎盛，有着丰富的理论和实践经验，为我们现代中医辩证治疗抑郁症打下了十分重要的基础。

病因

　　肝气郁结是抑郁症基本病机。主要是郁怒不畅和情志不遂两个原因。

　　1.郁怒不畅　肝主疏泄功能，忧郁、恼怒伤肝，气失疏泄，肝气郁结；肝郁日久化火，气滞又可导致血瘀不行，血行郁滞，心神失于濡养。或因谋虑不解；忧思过度，肝郁抑脾，脾失健运，蕴湿生痰，导致气滞痰郁。

　　2.情志不遂　因情志不舒，耗伤心气，心失所养，神失所藏，即忧郁伤神，心神不安；或因肝肾同源，气滞、血淤、痰湿等实邪迁延难怯而久病及肾，致肾精亏虚。肾主骨生髓，上充于脑，肾虚则水不涵木，脑神失养，最后形成虚实夹杂之肾虚肝郁症候，出现情绪低落、悲观失望、易怒、精力减退及劳累疲倦、精神运动性迟滞或激越以及联想困难、睡眠障碍、性欲减退，等等。

郁证辩证施治

1. 肝气郁结型

病机：肝主疏泄，经脉布胸胁。情志内伤，肝气郁结，经脉气机不畅，疏泄功能失常，因而情绪不宁，表情愁苦，意志消沉，悲观厌世，沉默寡言，消极孤独，夜眠不寐或噩梦频现；肝气郁结，横逆犯于中焦，则胸腹胀满，脘闷嗳气，食少纳差，大便不调。

治宜疏肝解郁，理气畅中。主方：柴胡疏肝散。

2. 气郁化火型

病机：肝郁日久化火，火邪伤津，则性情急躁易怒；肝火上炎，则面色赤红，头痛眩晕，耳鸣耳聋，口苦咽干；肝火犯胃，则嘈杂吞酸，大便秘结，小便黄赤。

治宜疏肝解郁，泻火安神。主方：丹栀逍遥散。

3. 痰气郁结型

病机：肝气郁结，横逆犯脾，脾失健运，聚湿生痰；或者气滞津停，凝聚生痰。故而精神抑郁，表情呆板，少言寡语或头晕目眩，神识不清；咽中如有异物，吞之不下，咳之不出；胸部闷塞，胸胁胀痛。

治宜行气开郁，化痰散结。主方：半夏厚朴汤。

4. 忧郁伤神型

病机：忧郁思虑过极，肝气郁结，心气耗伤，营血不足，以致心神失养。故而精神恍惚，心神不宁，悲忧善哭，悲喜不定，懊恼欲死，辗转不宁；或头晕目眩，失眠多梦，心悸健忘，手心出汗，口燥咽干。

治宜滋阴养血，补心安神。主方：天王补心丹。

5. 心脾两虚型

病机：忧愁思虑，损伤心脾，气血亏虚，心失所养，则多思善疑，心悸失眠，神疲纳差，腹胀腹痛，倦怠无力，面色萎黄。月经量小，色淡，或淋漓不尽。

治宜健脾养心，补益气血。主方：归脾丸。

6.肝郁肾虚型

病机：肝肾同源，久病及肾。肾精亏虚则脑神失养，故而情绪不宁，急躁易怒，悲观失望，兴趣全无，疏懒退缩，头眩耳鸣，失眠多梦，目涩畏光，视物昏花。

治宜补益肝肾，解郁安神。主方：杞菊地黄丸、滋水清肝饮

中药治疗抑郁症多以疏肝、健脾、益肾、养心、安神为主。但存在辩证

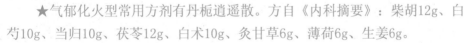

中药冶疗

分型问题，临床医生根据自己的经验施治，目前没有统一规范。

中医内科主张的各类主方以及其他常用中成药有：

★肝气郁结型常用方剂有柴胡疏肝散，源自《景岳全书》：柴胡6g、白芍9g、枳壳6g、灸甘草3g、陈皮6g、川芎6g、香附6g。

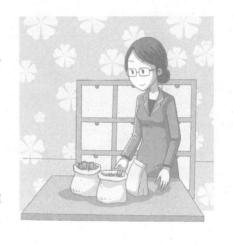

方中柴胡、香附、枳壳、陈皮疏肝解郁，理气畅中；川芎、白芍、甘草养血活血，柔肝。

还可服《疏肝丸》、《越鞠丸》。

★气郁化火型常用方剂有丹栀逍遥散。方自《内科摘要》：柴胡12g、白芍10g、当归10g、茯苓12g、白术10g、灸甘草6g、薄荷6g、生姜6g。

方中白芍、当归养血柔肝；柴胡疏肝理气；白术、茯苓健脾；生姜辛温散结，和胃止呕；薄荷辛凉，兼入肝经，疏肝解郁，理气调经；灸甘草益气补中。

★痰气郁结型常用方剂半夏厚朴汤。方自《金匮要略》：制半夏12g、茯苓12g、厚朴9g、苏叶9g、生姜6g。

半夏化痰散结，降逆和胃；茯苓健脾；厚朴下气除满；生姜辛温散结；

苏叶芳香行气，理气舒肝。

★忧郁伤神型常用方剂天王补心丹。成药成分：丹参、当归、石菖蒲、党参、茯苓、五味子、麦冬、地黄、天冬、玄参、远志、酸枣仁（炒）、柏子仁、桔梗、甘草、朱砂。

丹参养血安神；当归补血活血；茯苓、远志、酸枣仁（炒）、柏子仁养心安神；党参补中益气，健脾益肺；五味子敛肺滋肾养肝；地黄补血滋阴，补肾纳气；党参补中益气，健脾益肺；桔梗宣肺化痰；甘草补中益气，润肺祛痰，调和诸药；麦冬、天冬清心润肺，养阴生津；玄参滋阴凉血；朱砂重镇安神。

★心脾两虚型常用方剂有归脾丸。成药成分：党参、白术（炒）、灸黄芪、灸甘草、茯苓、远志（制）、酸枣仁（炒）、龙眼肉、当归、木香、大枣（去核）。

方中党参、白术、灸黄芪、灸甘草、茯苓、大枣甘温补脾益气；当归活血化瘀，疏肝养血；枣仁、龙眼肉养心安神；远志交通心肾；木香理气醒脾。

★肝肾阴虚型常用方剂杞菊地黄丸。成药成分：熟地黄、山茱萸、茯苓、山药、泽泻、牡丹皮、枸杞子、菊花。

熟地黄补血滋阴，补肾纳气；枸杞补益肝肾；山茱萸补肝养血，益肾涩精；茯苓健脾和中，宁心安神；利水祛痰；山药益脾胃，益肺肾；泽泻利水渗湿，泄热，治痰饮停积；牡丹皮清凉血，活血散瘀；菊花疏风明目，主治肝阳上亢，头晕目糊。

滋水清肝饮。方自《医宗己任编》：熟地黄、山茱萸、茯苓、山药、泽泻、丹皮、归身、白芍、柴胡、栀子、酸枣仁。

本方除杞菊地黄诸药外，加白芍疏肝理气，柔肝养血；柴胡疏肝解郁，升举阳气；栀子清热镇静；酸枣仁养心安神，治失眠、心悸、心慌乏力。

针灸治疗、贴敷治疗

针灸疗法运用针刺来刺激人体经络穴位，通过穴位传导反射，改变神经递质和神经内泌素的释放，从而脑部的生物化学结构，并且通畅经络，使气血调和，脏腑功能平衡，达到治病目的。需要到医院由医师进行。治疗抑郁症的穴位、针法，已经非常可靠，确可见到实效。单纯的针灸治疗适合轻度抑郁，如果抑郁较重，需要多种疗法综合治疗。

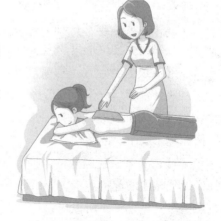

艾灸也是针灸中的一种。运用针灸的理论和穴位，把艾条点燃，直接在穴位上烧。

贴敷治疗是将药物贴敷于身体特定部位（穴位、手心、脚心、肚脐），发挥药物和特定部位双重作用。凡可内服的药都可外用。但需在医生指导下进行。

抑郁常用主穴，有百会、眉冲、曲差、心俞、肝俞、脾俞、肾俞、神门、通里、太溪、气海、内关、足三里、太冲、合谷、膻中16个。除针灸、艾灸、贴敷以外，平日里用这16个穴位"理气解郁"，最简单的方法就是没事的时候自己或请他人帮助多按按它们。此外，还有一些抑郁的常用穴。

【百会】督脉经穴，抑郁的常用主穴，适合于所有抑郁，症见情绪低落，悲伤哭泣，思维和行动迟缓，兴趣缺乏，头痛心悸，神疲体倦，自杀欲念等。位于两耳尖直上与督脉交会处。

【眉冲】膀胱经穴，抑郁常用主穴，适用于抑郁各种症状。在眉头直上入前发际半寸处。

【曲差】膀胱经穴，抑郁常用主穴，适用于抑郁各种症状。位于头部当前发际正中直上半寸。

【心俞】膀胱经穴，抑郁常用主穴，适用于情绪低落，悲伤哭泣，思维和行动迟缓，睡眠障碍，焦虑惧怕，注意力分散，呆坐等。位于第5胸椎棘突下旁1寸半。

【肝俞】膀胱经穴，抑郁常用主穴，适用于情绪低落，少语呆坐，胁肋胀痛，易怒，多梦等。位于第9胸椎棘突下旁1寸半。

【脾俞】膀胱经穴，抑郁常用主穴，适用于思虑不断，神疲体倦，健忘，胃肠功能紊乱等。位于第11胸椎棘突下旁1寸半。

【肾俞】膀胱经穴，抑郁常用主穴，适用于思维和行动过缓，神疲体倦，恐惧，健忘等。位于第2腰椎棘突下旁1寸半。

【神门】心经穴，抑郁常用主穴，适用于思维和行动过缓，神疲体倦，心悸健忘，睡眠障碍，精神恍惚等。位于腕掌侧横纹尺侧端的桡侧凹陷处。

【通里】心经穴，抑郁常用主穴，适用于情绪低落，终日苦恼，呻吟哭泣，频繁呵欠。位于尺侧腕屈肌腱的桡侧缘腕横纹肌上1寸。

【太溪】肾经穴，抑郁常用主穴，适用于情绪低落，精神疲惫，失眠健忘，头晕目眩。位于内踝后缘与跟腱前缘中间，与内踝尖平齐处。

【气海】肾经穴，抑郁常用主穴，适用于恐惧，身体衰弱，性功能障碍。位于脐下1寸半。

【内关】心包经穴位，抑郁常用主穴。属于络穴。络穴是联结表里两经经气相通的部位。内关同时联系了这两条经络。这一独特的优势使它很善于调节三焦之气。所以用它与膻中配伍，能够在理气的功效上相得益彰。适用于思维迟缓，失眠，恐慌，记忆力下降，悲伤，以及胃脘胀痛、胁肋胀满等。把手掌朝向上方，伸直手臂，握紧拳头，在手腕处尺、桡骨之间腕横纹上2寸处。

【足三里】胃经穴位，抑郁常用主穴，适用于所有抑郁症状，位于胫骨粗隆外下缘直下1寸处。

【太冲】肝经穴位，肝主疏泄，所以也具有极强的舒调气机的作用。抑郁常用主穴，适用于情绪低落、眩晕、失眠、恐惧。在足背侧，第1、2趾缝间后方凹陷处就是太冲。

【合谷】大肠经穴位，具有行气止痛的作用，抑郁常用主穴，适用于情绪低落、思维迟缓、嗜睡、呆坐、恐慌。位于手背第一掌骨间隙中点处。左右手的拇指张开交叉，右手拇指横放虎口上，指尖按左手处就是合谷。

【膻中】是任脉穴中的气会，被称为"上气海"，能够通达身体内外之气，调气宽胸，是治疗气病的要穴。膻中位于前正中线，平第四肋间隙。简易的办法是在人的胸口的位置找到两个乳头间的中点。

【膏肓】膀胱经穴位，抑郁常用穴，适用于丧失兴趣，自信心缺乏，注意力不集中，失眠健忘。第4胸椎棘突下旁开3寸。

【肺俞】膀胱经穴位，抑郁常用穴，适用于情绪低落，气短不足以吸、悲观哭泣，乏力。第3胸椎棘突下旁开1寸半。

【巨阙】任脉穴位，抑郁常用穴，适用于情绪不稳，神志恍惚，怯弱健忘，恶心反胃。位于脐上6寸。

【中脘】任脉穴位，抑郁常用穴，适用于腹胀、胃脘胀、胃肠道功能低下、食欲缺乏。位于脐上4寸。

【关元】任脉穴位，抑郁常用穴，适用于恐惧、身体衰弱、体能低下、性功能障碍。脐下3寸。

【天府】肺经穴位，抑郁常用穴，适用于情绪低落，睡眠障碍、悲观哭泣，健忘，自言自语。位于腋横纹头下3寸。

【天枢】胃经穴位，抑郁常用穴，适用于胃肠功能失调。位于脐旁开2寸。

【三阴交】脾经穴位，抑郁常用穴，适用于心悸失眠，头晕目眩，恐惧。位于内踝上3寸，胫骨内侧缘后方。

【曲泉】肝经穴位，抑郁常用穴，适用于情绪低落，郁闷不舒。位于屈膝时膝内侧横纹头端，股骨内上髁后。

【本神】胆经穴位，抑郁常用穴，适用于情绪低落，精神疲惫。位于外眼角直上入发际半寸。

如果要自己按摩、针灸、贴敷，买一本针灸穴位图谱，找到穴位就很容易了。

熏洗治疗

熏洗治疗即药浴、熏蒸治疗。将配制好的中草药煮沸后，先用蒸汽熏，再用药液淋洗、擦洗或浸浴（局部、全身）。通过皮肤、黏膜、汗腺、角质层、细胞等转运而吸收，达到温经通络、行气活血、疏肝利胆等效果，达到减轻和解除抑郁的目的。

特别是足浴熏洗，一是方便，二是双足有人体最重要的穴位。将配好的中药煎沸，滤出药液，加适量水，浸泡双脚，每次20分钟。坚持久做不断，能有效地减轻和纠正抑郁状态。若足浴后配合按摩，效果更好。

按摩治疗

按摩可以改善血液循环，放松肌肉组织。还可以通过人体的刺激，有利于释放脑内啡，使情绪变好。按摩可以减少压力及有关激素的释放，对一些情感障碍有疏解作用。

按摩时加上对上述相关穴位的点压，会取得更好的效果。

用食疗帮助克服产后抑郁

饮食疗法是在中医学理论和现代食品营养学理论指导下，利用食物本身特性，生食或烹调，发挥其辅助医疗作用；或是利用药膳（药酒、药粥、药菜、药食、药茶）达到辅助治疗的目的。

 饮食疗法

适合抑郁症的食谱和药膳配方，可以买到专门的书籍。

食谱疗法

其效果更多的是内在心理原因。有文章认为，食补已经成了一种民族性的文化烙印。经过几千年来的历史演变，它已经被赋予了"安慰剂"的意义。进补，变成了一种"个别的心理辅导"。那些将心理问题"身体化"的人，信服食补的效力，自然接受其中的暗示和开导，从而使心理问题得到化解。

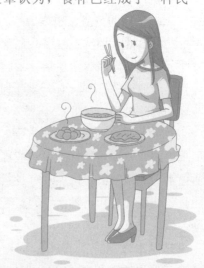

可以到书店买一本食谱书，找一下能够缓解抑郁情绪又适合自己口味的主食和菜肴，做成自己一周的食谱。

有益于预防产后抑郁症的食物

【富含维生素B_{12}的食物】动物肝脏、牛肉、猪肉、蛋、牛奶、奶酪、臭豆腐、腐乳，维生素B_{12}的含量较高，有消除忧郁、烦闷的效应。

【深水鱼、深水鱼油】芬兰、英国、美国的研究显示，全世界住在海边的人都比较快乐和健康。不仅因为大海让人神清气爽，最主要是他们把鱼当做主食。

哈佛大学研究报告指出，深水鱼油中Ω-3脂肪酸可产生常用抗忧郁药，如碳酸锂的类似作用，使人的心理忧郁减轻。

【小麦】药食两用。味甘，性平，功效养心安神。小麦种子各个部位都可入药。《金匮要略》的古方"甘草小麦大枣汤"，共三味药，治疗妇人脏躁、悲伤欲哭，疗烦躁不安。平时可将面粉加入大枣同食。

【豆豉】药食两用。味辛、甘、微苦，解表除烦。酱豆豉是民间酱菜。还可炒菜，也可做调味品。

【豆卷】味甘、性平。有消除发热烦躁，胸闷不舒，身体疼痛的作用。

【红枣】味甘、性温。主治脾胃虚弱，气血不足，倦怠乏力；治妇人脏躁。

【莲子】莲子味甘，性平，养心安神。可长服莲子粥。

【龙眼肉】味甘，性温。补心安神。可解思虑过度，劳伤心脾，健忘怔忡。

【百合】味甘，微苦，性凉。宁心安神。对睡眠有帮助。汤食、粥食。

【玫瑰花】味甘、微苦，性温。疏肝理气，和血解郁。可冲汤代茶服。

【菠菜】除含有大量铁质外，更有人体所需的叶酸。而缺乏叶酸会导致脑中的血清素减少，造成抑郁症出现。食用菠菜可预防健忘、焦虑、抑郁等症状。

【含硒类食品】英国心理学家给接受试验者吃了100微克的硒之后，受试者普遍反映，觉得精神很好，思绪更为协调。美国农业部也发表过类似报告。包括干果，鸡肉，海鲜，全谷类。

药膳配方

与服中药的理论是相仿的，应该说，理论和实际效果都能够成立，可以相信。

包括药用膳食、药酒。这类书籍也有很多，可买一本参考使用。

饮食禁忌

饮食疗法，包括饮食禁忌。

★忌食酒类、咖啡。显著影响睡眠规律，加重抑郁情绪。

★忌偏食。偏食导致营养不良。营养不良加重抑郁。偏食导致氨基酸不平衡，缺少色氨酸是诱发抑郁症的重要原因。

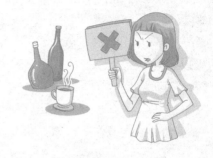

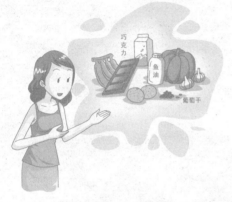

★禁止餐前用脑过度。进餐前20分钟，要有意识地，保持情绪愉快。

★进餐时不谈论不愉快的话题。

吃零食减压

有报道说，美国耶鲁大学的心理学家发现，吃零食能够缓解紧张情绪，消减内心冲突。

当食物与嘴部皮肤接触时，一方面能够通过皮肤神经将感觉信息传递到大脑中枢，从而产生一种慰藉，使人通过与外界物体的接触而消除内心的压力；另一方面，当嘴部接触食物并咀嚼和吞咽的时候，可以转移人对紧张和焦虑的注意，在大脑摄食中枢副外一个兴奋区，从而使紧张兴奋区得到抑制，最终使身心得到放松。三是一些零食本身可以振奋精神，比如巧克力、葡萄干和橙子。

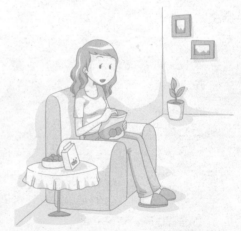

后 记

今年年初，我怀着诚惶诚恐的心情接受了中国计划生育协会的委托，写一本关于产后抑郁的通俗读本，以此作为生育关怀行动的一种延伸。我深知通俗读本并不好写，它要求将心理学的理论知识用最通俗易懂的语言表达出来，让没有心理学专业知识的人读得懂、用得上；让有心理学专业知识的人读着有味道。在此感谢中国计划生育协会给了我这个机会，使我能够用我的专业知识为那些需要帮助的人们尽绵薄之力。

在写书的过程中，我得到了北京体育大学运动心理学教研室褚跃德副教授和她的学生许丽媛老师以及其他学生的大力支持，同时也有我的硕士和博士研究生王晓静、黄琳妍和盛绮婷等人的大力帮助，在此，深表感谢！

非常荣幸，本书由我担任主编。第一章由我和许丽媛、石妍共同编写完成；第二章由我和许丽媛、李海玲共同编写完成；第三章由我和马文共同编写完成；第四章由我和王晓静共同编写完成；第五章由我和褚跃德共同编写完成；第六章由我和黄琳妍共同编写完成；第七章由我和许丽媛共同编写完成；第八章由我和盛绮婷共同编写完成。

另外，因为时间比较仓促，书中的不足在所难免，敬请广大读者海涵！我们会在今后对本书不断完善，以求更好。

在此，要特别感谢全国政协常委、中国计生协常务副会长潘贵玉同志在百忙中亲自为本书作序！

最后，由衷希望产后抑郁的妈妈们能够从这本读物中得到帮助，远离抑郁！借用一句顾城的诗："黑暗给了我黑色的眼睛，我却用它寻找光明！"走出抑郁，生活更美！

李 虹

2010年8月20日

图书在版编目（CIP）数据

产后妈妈养心宝典：远离产后抑郁 培育健康心理/李虹主编.
—北京：中国人口出版社，2010.9
ISBN 978 - 7 - 5101 - 0531 - 9

Ⅰ.①产…　Ⅱ.①李…　Ⅲ.①产妇—抑郁症—防治
Ⅳ.①R714.6 ②R749.4

中国版本图书馆 CIP 数据核字（2010）第 177021 号

产后妈妈养心宝典

——远离产后抑郁 培育健康心理

李 虹 主编

出版发行	中国人口出版社	
印　　刷	北京国人传媒印务有限公司	
开　　本	700×1000　1/16	
印　　张	12.5	
字　　数	250 千字	
版　　次	2010 年 9 月第 1 版	
印　　次	2010 年 9 月第 1 次印刷	
书　　号	ISBN 978 - 7 - 5101 - 0531 - 9	
定　　价	26.80 元	

社　　长	陶庆军
网　　址	www.rkcbs.net
电子信箱	rkcbs@126.com
电　　话	(010)83519390
传　　真	(010)83519401
地　　址	北京市宣武区广安门南街 80 号中加大厦
邮　　编	100054